激光医学临床实践

泌尿外科分册

U0292420

主　编　吴　忠

副主编　陈　忠　赵纪宇

编　委（按姓氏笔画排序）

丁明霞	昆明医科大学第二附属医院	陈　奇	上海交通大学医学院附属仁济医院
习海波	南昌大学第一附属医院	陈　忠	华中科技大学同济医学院附属同济医院
王志华	华中科技大学同济医学院附属同济医院	林奕伟	浙江大学医学院附属第一医院
王荣江	湖州市第一人民医院	赵纪宇	清华大学附属垂杨柳医院
甘秀国	哈尔滨医科大学附属第一医院	荆翌峰	上海交通大学医学院附属第一人民医院
吕志勇	宁夏医科大学总医院		
刘萃龙	中国人民解放军总医院第六医学中心	施国伟	复旦大学附属上海市第五人民医院
		袁晓奕	华中科技大学同济医学院附属同济医院
米　军	兰州大学第二医院		
江　春	中山大学孙逸仙纪念医院	顾　斌	上海市浦东新区人民医院
吴　忠	复旦大学附属华山医院	郭　晓	嘉兴市第二医院
吴　斌	中国科学技术大学附属第一医院	郭吉楠	深圳市人民医院
吴文起	广州医科大学附属第二医院	龚　旻	复旦大学附属浦东医院
何　屹	嘉兴市第一医院	彭泳涵	中国人民解放军海军军医大学第一附属医院
谷现恩	清华大学附属垂杨柳医院		
邹　岷	云南省第一人民医院	董　锐	武汉科技大学附属汉阳医院
宋　超	武汉大学人民医院	蒋宏毅	中南大学湘雅二医院
张加桥	华中科技大学同济医学院附属同济医院	薄隽杰	上海交通大学医学院附属仁济医院

人民卫生出版社

·北　京·

图书在版编目（CIP）数据

激光医学临床实践 . 泌尿外科分册 / 吴忠主编 . —
北京：人民卫生出版社，2024.1
ISBN 978-7-117-35736-4

Ⅰ. ①激… Ⅱ. ①吴… Ⅲ. ①激光应用–泌尿外科学
–技术培训–教材 Ⅳ. ①R312

中国国家版本馆 CIP 数据核字（2024）第 006597 号

| 人卫智网 | www.ipmph.com | 医学教育、学术、考试、健康，购书智慧智能综合服务平台 |
| 人卫官网 | www.pmph.com | 人卫官方资讯发布平台 |

激光医学临床实践
泌尿外科分册
Jiguang Yixue Linchuang Shijian
Miniao Waike Fence

主　　编：吴　忠
出版发行：人民卫生出版社（中继线 010-59780011）
地　　址：北京市朝阳区潘家园南里 19 号
邮　　编：100021
E - mail：pmph @ pmph.com
购书热线：010-59787592　010-59787584　010-65264830
印　　刷：北京瑞禾彩色印刷有限公司
经　　销：新华书店
开　　本：710×1000　1/16　印张：11
字　　数：197 千字
版　　次：2024 年 1 月第 1 版
印　　次：2024 年 2 月第 1 次印刷
标准书号：ISBN 978-7-117-35736-4
定　　价：78.00 元

打击盗版举报电话：**010-59787491**　　E-mail：**WQ @ pmph.com**
质量问题联系电话：**010-59787234**　　E-mail：**zhiliang @ pmph.com**
数字融合服务电话：**4001118166**　　E-mail：**zengzhi @ pmph.com**

激光医学临床实践系列丛书

编写委员会

主编简介

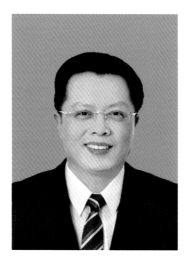

吴　忠

教授、主任医师,医学博士,博士生导师,复旦大学上海医学院泌尿系结石诊疗研究中心主任、复旦大学附属华山医院泌尿外科行政副主任。担任国际尿石症联盟(IAU)委员、欧洲泌尿外科学会(EAU)会员、美国泌尿外科学会(AUA)会员、中华医学会泌尿外科学分会国际交流委员会副主任、中华医学会激光医学分会常务委员兼外科与妇产科学组组长、中华医学会泌尿外科学分会结石学组委员、中国医师协会泌尿外科医师分会结石学组委员、国家自然科学基金评审专家、上海市医学会激光医学分会主任委员、上海市医学会泌尿外科分会副主任委员兼结石学组组长等。《中华泌尿外科杂志》常务编委,《中国微创外科杂志》《国际泌尿系统杂志》和《上海医学》等杂志编委。

从事泌尿外科医、教、研工作三十六年余,率先在国内开展以泌尿系统腔内镜和激光为代表的微创技术治疗泌尿系统结石、泌尿系统肿瘤和前列腺增生,尤其擅长应用机器人辅助腹腔镜、普通腹腔镜、输尿管软镜/硬镜、经皮肾镜以及经尿道电切镜和钬激光、铥激光、龙激光等技术开展泌尿外科各种微创手术,相关技术达到国际先进和国内领先水平。

先后主持国家自然科学基金、国家科技部"十三五"重大专项子课题、国家卫生健康委重点临床项目、上海市科学技术委员会重点基金等研究项目。主编、参编十余部泌尿外科学专著、教材以及临床指南。发表SCI及国内核心期刊论著80余篇。获"国际尿石症联盟(IAU)突出贡献奖"、"国家发明专利"、"国家教育部科技进步奖二等奖"、上海市医学会泌尿外科与男科"风云人物"奖等。

序 一

自 1960 年,世界上第一台红宝石激光器问世以来,激光作为一门新的微创技术在临床学科中得到了广泛应用。泌尿外科是激光技术应用较早,而且激光种类应用较多的学科之一。近年来,激光技术广泛地应用于泌尿外科常见病、多发病的治疗,如泌尿系统结石、前列腺增生、泌尿系统肿瘤、尿道狭窄、尿失禁、泌尿生殖系统疾病和肾囊肿等疾病,不仅使患者免受开放性手术的痛苦,还具有创伤小、恢复快、疗效好的特点,充分体现出激光作为一门新的微创技术应用于泌尿外科疾病治疗的特殊优势。

然而,由于激光的种类较多,每种激光的特点及物理特性不一样,激光能够治疗的泌尿外科疾病也多种多样,特别是针对哪种激光适合治疗哪种泌尿外科疾病,以及其相应的适应证、禁忌证、操作方法与技巧等,目前还没有统一的规范和标准。另外,仍然有不少医生对激光的基础知识和基本技能了解不充分。因此,在临床实际工作中,仍存在一定的困惑与疑问,使激光在泌尿外科疾病的治疗中不能充分发挥其应有的作用。

中华医学会激光医学分会在成立 30 周年之际,组织编写《激光医学临床实践系列丛书》,作为激光医学分会常委兼外科与妇产科学组组长的吴忠教授,邀请全国激光医学领域临床一线且颇有造诣的泌尿外科专家们(他们都是该学组委员),共同编写了本书。

编委们根据国内外泌尿外科激光医学发展的最新技术成果,结合自己丰富的临床实践经验,全面地介绍了激光的医学基础知识、各种激光的特点及其在泌尿外科常见病、多发病中的临床应用。本书内容全面、图文并茂、重点突出,具有较强的先进性、科学性和实用性,是一本难得的全面介绍激光在泌尿外科应用的、基础和临床结合的专业书籍,特别适合初学者及有一定经验的临床医生,有利于全面、深入地学习激光专业知识,进一步提高应用激光治疗泌尿外科疾病的专业技术水平。

我衷心祝贺《激光医学临床实践：泌尿外科分册》的出版，并向全国的泌尿外科同道和激光医学工作者们推荐此书。

中华医学会激光医学分会主任委员
清华大学附属垂杨柳医院原院长
任龙喜
2023年10月于北京

序 二

医学的进步与医学技术的创新和发展密不可分。在中世纪及以前,人类对疾病缺乏足够的认识,同时也缺少解决问题的能力和技术手段,医学的发展受到严重制约。进入文艺复兴时期后,随着人体解剖学和器官组织病理学的诞生与发展,对现代麻醉、止血、输血、无菌技术等关键性技术难题的突破,外科治疗发生了革命性的变化。之后的数百年,外科治疗主要以开放性手术为主。如泌尿外科治疗前列腺增生主要采用经耻骨上和经膀胱开放摘除等术式。二十世纪初,因经尿道腔镜诊疗设备的研发,以及电化学设备的临床应用,切割锐利、有效,电凝止血迅速、可靠的前列腺电切手术器械相继问世,促进了腔内泌尿外科的发展,开启了以经尿道前列腺切除术(TURP)作为金标准的黄金时代,部分电切、电凝设备也开始应用于开放性手术,提高了手术效率和精细度。但由于电切设备自身的局限性,还是会带来一些临床问题,如 TURP 因术中出血较多,发生经尿道电切综合征等并发症,危及患者生命,促使临床医师及研究者一直在探索创伤较小、更为安全有效的替代方法。

自从 1960 年第一台红宝石激光器问世起,各种激光器不断推出。早期常用的有氩、掺钕钇铝石榴石(Nd:YAG)及 CO_2 激光器,而后又出现绿激光、半导体激光设备等,但因激光发射模式、能量、组织穿透深度等的限制,这些设备并没有取得比电切设备更大的优势,因而未能被广泛使用。直到最近30~40 年,切割速度快、止血效果好、碎石疗效高的激光设备研制成功,才使激光治疗泌尿外科疾病进入了灿烂辉煌的新时代。目前,在泌尿外科领域,激光已成为泌尿系统结石、良性前列腺增生、泌尿系统肿瘤及尿路狭窄等疾病的常用治疗方法。尽管激光具有明显的生物学效应,但不同参数的激光具有不同的特性,与生物组织相互作用的效应也不同,深入了解激光与物质相互作用的特点,是选取和合理利用激光的前提。2012 年欧洲泌尿外科学会就推出了泌尿外科领域的激光应用指南。目前,我国尚缺乏泌尿外科专科激光设备的规范化指导文件,广大泌尿外科同仁对激光的认识和掌握程度也参差不齐,许多基层单位对激光的应用仍仅限于治疗尿路结石,因而急需一本全面介绍现代泌尿外科领域激光基础理论和临床操作规范的实用性书籍。

吴忠教授组织国内一批从事泌尿外科临床一线激光诊疗工作的颇有造诣的专家们，结合激光学科的发展和个人丰富的临床实践经验，编写了这本《激光医学临床实践：泌尿外科分册》。本书详细介绍了激光在泌尿外科领域的应用历史、泌尿外科医用激光的类型及特征，并系统地介绍了各型激光设备在泌尿外科各个领域的应用，内容翔实、重点突出、图文并茂，是一本难得的阐述激光技术在泌尿外科的推广应用的教材。本书的出版将极大地推动和规范激光技术在我国泌尿外科领域中的应用与发展，对于培养泌尿外科激光医学人才，不断提高激光医学诊疗水平，更好地造福广大患者具有重要意义。

衷心祝贺《激光医学临床实践：泌尿外科分册》的出版发行！

中华医学会泌尿外科学分会前任主任委员及结石学组组长
中国泌尿系结石联盟主席
国际尿石症联盟主席
叶章群
2023 年 10 月于武汉

前　言

自 1992 年世界上首次报道钬激光应用于泌尿外科临床以来,随着不同种类激光能量装置、激光光纤、泌尿外科腔镜、导光束、电子和数字化成像系统、辅助器械等设备的不断创新与发展,激光与泌尿外科腔镜的有机结合形成的一门新的微创技术——激光技术,在泌尿外科得到快速的应用与发展。三十多年来,激光已成为泌尿外科医生的一种"新型手术刀",不仅广泛应用于泌尿外科常见病、多发病的微创手术治疗,且具有安全性好、创伤小、疗效高、恢复快等独特优势,在泌尿外科疾病微创手术治疗中占据重要地位,深受泌尿外科医生的青睐和广大患者的欢迎。

泌尿外科是激光应用最早和激光应用种类最多的学科之一。近年来激光技术发展迅速,但很多人对激光这门新技术还不是很了解,广大泌尿外科同道对激光的认识和掌握程度也不同,对激光的应用还存在一些疑惑,比如:激光的种类和特点;哪些激光可以用于泌尿外科疾病的治疗;激光治疗泌尿外科疾病的适应证、禁忌证、操作方法和技巧以及并发症和注意事项又有哪些等。目前,国内还没有统一的泌尿外科激光治疗的规范和标准。为此,迫切需要编写一本全面介绍激光在泌尿外科应用的专业书籍。因此,以任龙喜教授为主任委员的中华医学会第九届激光医学分会组织全国激光医学领域的专家们编写了《激光医学临床实践系列丛书》,本分册作为该套丛书的重要组成部分,由国内泌尿外科激光领域临床一线颇有造诣的专家们,根据国内外该领域的最新技术进展和最新研究成果及自己丰富的临床实践经验,编写而成。

本书全面阐述了激光的医学基础知识、各种激光的特点及其在泌尿外科常见病、多发病中的临床应用。全书共 10 章,包括激光在泌尿外科领域的应用历史,泌尿外科医用激光的类型及特征,激光在泌尿系统结石、良性前列腺增生、泌尿系统肿瘤、上尿路狭窄、尿道狭窄、尿失禁、泌尿生殖系统疾病和肾囊肿治疗中的应用等,着重介绍了激光治疗泌尿外科疾病相关的临床实用问题、热点与难点问题等。

本书最大特点是将泌尿外科常见疾病按章节进行分类,既有对各种疾病的临床表现和治疗方法,激光的应用种类、特点以及适应证和禁忌证的介绍,又有对各种激光的手术操作方法和技巧、并发症和处理及注意事项等的经验总结,内容新颖、图文并茂、语言精练、阅读方便,具有较强的先进性、科学性和实用性,是一本全面介绍激光在泌尿外科临床应用的参考书,既可作为初学者学习参考及临床工作中随时查阅的实用手册,也可满足临床医生进一步提高激光专业技术水平,学习名家激光手术操作技巧和宝贵经验之需,适合广大泌尿外科医生、泌尿外科研究生、全科医生和医学院校师生阅读参考。

　　本书出版之际,衷心感谢中华医学会激光医学分会主任委员任龙喜教授和中华医学会泌尿外科学分会(CUA)前任主任委员兼 CUA 结石学组组长叶章群教授在百忙中悉心指导并为本书撰写序言,使我们备受鼓舞和鞭策。衷心感谢参与和指导本书编写的各位专家。

　　由于我们的学识水平有限,书中难免存在谬误之处,恳请广大读者提出批评意见,以便我们在今后的工作中改正。

吴　忠

2023 年 10 月于上海

目 录

第一章

激光在泌尿外科领域的应用历史

一、激光与激光医学

由受激辐射光放大而产生的光（light amplification by stimulated emission of radiation），简称为激光（laser）。在我国曾被称为"光受激发射"。1964年10月，钱学森教授建议改称为"激光"。

激光具有一些普通光所没有的特性，主要是激光在时间、空间及光谱分布上具有高度集中性以及良好的相干性、偏振性，故具有特殊的应用价值。

1960年，美国人梅曼制造了第一台红宝石激光器，从此拉开了激光医学的序幕。激光医学所涉及的范围几乎包括临床所有科室和专业。

20世纪80年代，国内外相继建立了激光医学的教学、科研和医疗的专业队伍。世界卫生组织（WHO）成立了激光医学咨询委员会，创立了专门的激光治疗机构。中华医学会激光医学分会成立于1991年，并相继成立了皮肤科、眼科、外科与妇产科、基础与光动力、内科与肿瘤、耳鼻喉与口腔科等学组。激光泌尿外科学是专门研究、探索多种激光新技术诊断和治疗泌尿外科疾病的交叉医学学科，三十多年来，随着激光设备与微创技术的发展，激光作为一门新型的微创技术广泛应用于泌尿外科临床工作中，因其创伤小、疗效高、恢复快的优势，深受广大患者欢迎。

二、激光在泌尿外科领域的应用历史

随着腔内泌尿外科技术的迅速发展，目前激光已广泛应用于前列腺增生、泌尿系统结石、肿瘤、泌尿道狭窄和尿失禁等疾病的治疗。泌尿外科常用的激光有钬激光、绿激光、铥激光、钕激光、红激光、1 470nm半导体激光等。每种激光的激发来源、增益介质、共振结构不同，它们同组织相互作用的特点和生物学效应也不尽相同，这也最终决定了它们的应用范围。因此，准确了解每种激光的特点，对于临床工作中选择最合适的激光治疗仪及手术方式具有重要意义。

泌尿外科的激光应用早在 1966 年就有了初步尝试[1]，至 20 世纪 80 年代，腔内泌尿外科技术的迅速发展更为激光应用提供了良好平台。80 年代末，不同种类的激光器开始用于治疗良性前列腺增生；90 年代初，激光广泛用于泌尿系统结石、膀胱癌、尿道狭窄的治疗；21 世纪初，我国引进新型钬激光设备并开展多种治疗，如钬激光碎石、钬激光前列腺剜除等。随后又出现了铥激光等在泌尿外科中的应用，取得了满意效果[2]。

钕激光（neodymium：YAG laser），即 Nd：YAG 激光，在泌尿外科中应用历史较长，其波长为 1 064nm，属近红外不可见光，因其在水中很少被吸收，故经水传递时能量丢失极少。此激光与组织相互作用的特征是照射组织后，主要引起细胞变性、凝固、坏死，其穿透深度可达 7mm 以上。1985 年 Frank 最早报告用 Nd：YAG 激光治疗表浅性膀胱移行细胞癌。

磷酸钛氧钾（potassium titanyl phosphate，KTP）激光波长为 532nm，位于光谱中可见光的绿色区，故又称绿激光。该激光的特点是组织穿透浅，只有 0.8mm，氧合血红蛋白可将其高度吸收，水对之则相对不吸收，因此称其为"选择性光"。1996 年有学者用功率 60W 的绿激光进行动物实验研究。1998 年，美国梅奥中心的梅克教授、昆斯曼教授等人首创将绿激光用于良性前列腺增生（BPH）的手术，称之为选择性激光前列腺汽化术（PVP）。直到 2002 年，美国 Laserscope 公司推出输出功率 80W、峰值功率 280W 的 PVP 激光治疗系统，并将其应用于泌尿外科、妇科、血管外科等领域；2003 年 4 月，其发表了绿激光 PVP 术后 5 年临床报告，其中无勃起功能障碍、术后尿失禁及需要重复治疗的病例[3]。

钬激光，即掺钬钇铝石榴石（Ho：YAG）激光，波长 2.1μm，为脉冲式激光。1992 年，钬激光开始进入人们的视野，很快便占据了主导地位（其临床表现好于先前的一些激光，例如脉冲染料激光）。与脉冲染料激光以及钕激光（Nd：YAG 激光）相比，钬激光的结石粉碎机制主要依赖于光热效应和光声效应。钬激光在腔内泌尿外科领域内的应用范围不断扩大，现如今已经能够使用该技术治疗所有类型的结石。近年来，又出现了摩西技术（Moses technology），通过其特有的脉冲调制模式，以一种更为优化的方式在水中传输激光能量，减少传输过程中的激光能量损失，这样使得摩西钬激光碎石术的结石粉碎时间更短，手术时间也缩短[4]。

铥激光（thulium laser）的波长为 1.94~2.013μm，又称为 2μm 激光，于 2004 年 1 月被美国食品药品监督管理局（FDA）批准用于临床，2004 年 8 月获得欧盟认证，于 2005 年获准进入中国市场。与以往的激光相比，其设备体积小、能耗低、功率更高（可达 140W）。手术时组织吸收的激光较多，手术效率高，切除快，并且热损伤较小。铥激光可以提供连续波和脉冲波两种方式：

连续波模式切割效率高,主要适用于前列腺手术;其脉冲模式主要适用于输尿管狭窄和尿道狭窄切开等精细的操作。在众多应用中,最成熟的并正在进行推广的是经尿道前列腺铥激光切除术[5-6]。

　　总之,随着激光治疗设备及相关器械的快速发展和临床经验的不断积累,激光在泌尿外科领域应用越来越广。每种激光的物理特性不同,决定了其优点和缺点,我们应根据客观条件及对每种术式的熟练程度,选择合适的激光和术式,以提高治疗效果,减少并发症。

参 考 文 献

［1］PARSONS R L, CAMPBELL J L, THOMLEY M W, et al. The effect of the laser of dog bladders: a preliminary report［J］. J Urology, 1966, 95（5）: 716-717.

［2］夏术阶. 2μm 外科激光治疗系统在泌尿外科的应用［J］. 临床泌尿外科杂志, 2009, 24（10）: 725-727.

［3］魏海彬,孙丰,邵怡,等. 铥激光在前列腺增生治疗中的应用与进展［J］. 中华腔镜泌尿外科杂志(电子版), 2014, 8（1）: 54-57.

［4］杨为民. 激光及其临床应用［J］. 临床泌尿外科杂志, 2002, 17（1）: 3-4.

［5］杨欢,杨为民. 激光在腔内泌尿外科的临床应用［J］. 临床外科杂志, 2020, 28（2）: 111-113.

［6］胡卫国,李建兴. 泌尿系结石的激光治疗现状［J］. 临床外科杂志, 2020, 28（2）: 184-186.

第二章

泌尿外科医用激光的类型及特征

第一节 概 述

激光主要通过光热、光机械、光化学3种效应来对病灶实施医学干预。当激光的发射波长与该部位吸收波长接近时,目标部位区域将吸收绝大部分激光能量,进而温度升高,从而对组织产生特异的光热效应,最终完成对目标区域的切割或消融。脉冲激光通过一系列的脉冲,产生不连续的液体蒸发,进一步生成等离子气泡,气泡迅速扩张后崩塌,从而在光纤头部产生一股强烈的冲击波,并通过流体传递到病灶部位,最终通过该光机械效应对病灶进行治疗,比如对结石实现精准破碎。激光产生的能量也可使许多组织发生生理、生化反应,最终产生生物学效应。

激光技术自诞生起,就迅速而深刻地影响了眼科、皮肤科等领域的医疗实践。而在泌尿外科领域,由于腔内泌尿外科和微创泌尿外科发展的需要,激光技术也因其安全、高效的特性受到越来越多的关注。在泌尿外科临床实践中,激光作为一种操作技术,已经应用了50余年,并且从20世纪90年代开始,得到了飞速发展与广泛应用。而且由于激光拥有着许多独特的优势,在长期的临床实践过程中,激光逐步成为泌尿外科操作中不可或缺的角色。目前,激光碎石术是治疗泌尿系统结石的标准方法之一。激光前列腺剜除术也正在积累越来越多的临床证据,有成为良性前列腺增生(benign prostatic hyperplasia, BPH)标准治疗方法的趋势。而激光辅助的肾部分切除术、激光膀胱肿瘤切除术、激光尿道狭窄切开术等激光手术的创新性临床应用也获得了越来越多的探索和报道。

一、医用激光的物理基础

临床上使用的医用激光种类繁多,主要包括钬激光、绿激光、半导体激光、铥激光等。激光与组织相互作用的生物效应主要有3种:光热效应、光机械效应和光化学效应。组织消融、切割、止血等主要利用激光的光热效应,碎石则主要利用激光脉冲发射产生的光机械效应,而光动力疗法等则是利用激光的光化学效应。激光生物效应的强弱主要由两方面决定：光束能量的强弱和相应吸收递质的吸收系数。目前泌尿外科利用的主流激光中大部分是以水为吸收递质，比如钬激光、铥激光等，并且由于组织中大部分成分是水，使得激光对组织的穿透作用浅、损伤小，对阴茎勃起神经的保护也有帮助；而绿激光则是以血红蛋白为主要吸收递质，被水吸收的量极少，热传导在组织间不明显，并且能在汽化的组织上形成1~2mm的凝固层，可以起到封闭血管、止血的作用，有效避免术后组织水肿、坏死的出现。而目前临床应用的激光也具有多个功率的工作频道，如绿激光，目前较为常用的是功率为80W的磷酸钛氧钾（KTP）激光，也有120W的三硼酸锂晶体（LBO）激光以及180W的XPS（Xcelerated performance system）高功率绿激光系统。理论上高功率既能实现良好的止血功能，又具有一般低功率不具备的汽化切割效率。

激光在媒介的吸收系数与穿透深度呈负相关，其具体表现形式由激光的波长决定（图2-1），如532nm的绿激光只被组织中的血红蛋白所吸收，而2 013nm的铥激光则被组织中的水高度吸收。激光对前列腺等软组织具有汽化、切割和凝固等作用（图2-2）。当激光被组织吸收后，光能转化为热能，导致组织的温度迅速升高，暴露于激光辐射中心的部分，吸收激光能量最多，局部温度也最高，当温度高到一定程度（如90~100℃），组织中的水瞬间从液态变为气态，从而达到汽化的效应，快速的汽化形成切割效果，手术过程中快速形成的气泡就是激光汽化组织产生的气体。比邻汽化区域的组织局部温度稍低（60~80℃），但仍足以造成组织中的蛋白质凝固（蛋白变性），但不能造成组织汽化。这一部分变性组织形成凝固层，其厚度主要与激光在组织中的穿透深度和局部的热传导性有关。凝固层不能太薄，否则达不到止血要求，但也不宜太厚，否则术后组织坏死脱落需要很长时间，同时也可能对手术野深部组织造成损伤。在凝固层下方仍有少量激光能量被吸收，组织温度可以达到45~50℃，造成组织酶活性的改变，在活体组织中可能会因热损伤导致的炎症反应而形成局部水肿，但这种水肿效应并不在激光照射后即刻发生，也不会在离体组织中发现。水肿层的厚度可能与术后早期排尿不畅相关。水肿层下方的组织温度小于45℃，不会产生任何组织学反应。

目前常用的激光大都可被软光纤传输，减少了硬镜对尿道造成的损伤，也可以减少腔内治疗的视野盲区，并且采用的光纤是可反复使用、价格便宜的石英光纤，仪器设备也便于维护，使得手术成本大大降低。除去前文提到的激光种类外，临床常用的激光还有双频双脉冲激光、半导体激光及铒激光。半导体激光与绿激光一样具有较好的止血效果，并且前者的组织消融性甚至要优于绿激光。激光除常用于结石碎石领域外，还可以应用于泌尿系统肿瘤切除，治疗 BPH 等方面。

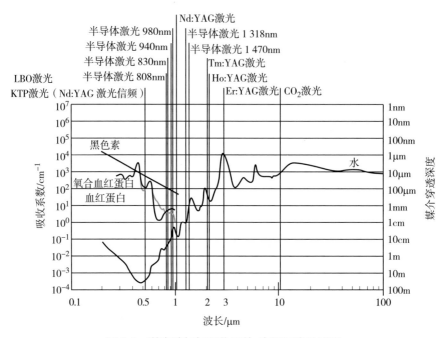

图 2-1　激光波长与吸收系数、穿透深度关系图

Er：YAG.掺铒钇铝石榴石；Ho：YAG.掺钬钇铝石榴石；KTP.磷酸钛氧钾；LBO.三硼酸锂晶体；
Nd：YAG.掺钕钇铝石榴石；Tm：YAG.掺铥钇铝石榴石。

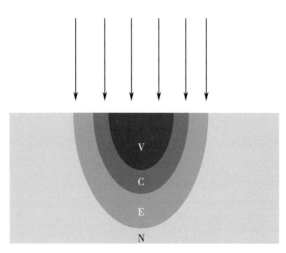

图 2-2　激光组织效应示意图

箭头表示激光辐射；V.汽化；C.凝固；E.水肿；N.正常无反应区域。

二、激光手术在泌尿外科中的主要应用

1. **激光治疗泌尿系统结石** 激光治疗泌尿系统结石是泌尿外科领域应用最早也是目前应用最成功的激光治疗手段,其中对钬激光的应用研究最为完备。相比于体外冲击波碎石,基于钬激光的输尿管镜碎石术具有结石清除率更高、再次手术率更低、疗效更好的优点。在经皮肾镜碎石术(percutaneous nephrolithotomy,PNL)中,激光碎石也因其较快的碎石速度和较低的并发症发生率,逐步成为首选术式。目前,小通道PNL、微小通道PNL甚至超微通道PNL等新概念层出不穷,这必然使通过纤细光纤传导能量的激光技术在PNL术中应用更具有优势。

2. **激光治疗前列腺增生** 对于需要手术治疗的BPH患者,以往主流的方法是经尿道前列腺切除术(transurethral resection of prostate,TURP),然而经尿道电切综合征(transurethral resection syndrome,TURS)和术中出血通常是TURP常见并发症,激光则以其良好的止血效果大大减少了这些术后并发症的发生率,使正在进行抗凝血和抗血小板药物治疗的患者也可以较为放心地接受BPH手术治疗。其中证据最充分、效果最优越的是钬激光前列腺剜除术(holmium laser enucleation of the prostate,HoLEP)。有研究显示,HoLEP治疗BPH临床效果优越,患者的最大尿流率(Qmax)改善、残余尿量(residual urine volume,PVR)降低、国际前列腺症状评分(international prostate symptom score,I-PSS)改善均优于传统的TURP,并且前者输血率降低,尿管留置时间和住院时间变短[1]。同时,有长期随访结果显示HoLEP对前列腺的切除更彻底,其5年内再手术率明显低于TURP。

此外也有学者尝试进行其他类型激光的BPH手术,其中比较成熟的是经尿道前列腺激光汽化术。可选择的激光类型有绿激光、半导体激光(1 470nm激光)和铥激光等。同时上述激光也被用于前列腺剜除术,结果显示,新技术可以更容易地切除前列腺,缩短手术时间并减少所需能量。

3. **激光治疗膀胱肿瘤** 目前对非肌层浸润性膀胱癌的金标准术式是经尿道膀胱肿瘤切除术(transurethral resection of bladder tumor,TUR-BT),膀胱灌注化疗或免疫治疗也是常用的辅助治疗措施。然而,当病变位于膀胱侧壁或输尿管口周时,使用电刀的传统TUR-BT最佳切割深度便难以掌握,加上可能会出现的闭孔神经反射,术中存在发生出血、膀胱穿孔等并发症的风险。激光手术由于不产生电场,没有电流的刺激,可以避免闭孔神经反射的发生。再者,激光手术用于治疗服用抗凝血药物的老年患者效果也较好[2]。

4. **激光治疗肾肿瘤** 当前的肾部分切除术中肾血管阻断是在肿瘤切割

过程中获得无血手术视野的必要条件。但肾血管阻断不仅造成残留肾组织的缺血性损害及术后的肾功能恢复障碍,也因给肿瘤切除造成了时间限制而增加了手术复杂性。激光因为结合了组织切割和止血的双重功能,因此被尝试作为一种可以实现零缺血肾部分切除术的方法[3]。但研究显示激光肾部分切除手术对较大的血管凝血效果不理想,另受肿瘤形态、大小及术中烟雾对手术视野的影响的限制。

5. **激光治疗尿道狭窄**　泌尿系统腔道的良性狭窄在临床中常见,但因其复发率高而令临床手术效果大打折扣。这类疾病通常可以通过冷刀、电刀或激光切开的方法治疗。冷刀安全、有效,但有时会出现大量出血;电刀由于热损伤过大易致腔道狭窄复发而基本被摒弃;激光同时具备切割和止血功能,穿透能力弱,对周围组织热损伤小,因此理论上可成为理想的治疗手段。事实上利用激光对狭窄段较短的尿道进行腔内狭窄切开术已经是临床较为普遍的做法,并获得权威指南的推荐。

6. **激光治疗尿失禁**　尿失禁是一个常见的公共卫生问题,严重影响女性的健康和生活质量。据统计,全球 20 岁以上的女性中 23%~45% 存在尿失禁,其中压力性尿失禁(stress incontinence)约占 50%。我国女性的患病率与此基本一致,45~55 岁为压力性尿失禁的高发年龄段。传统的治疗压力性尿失禁的方法包括保守治疗、药物治疗和手术治疗。激光技术已被用于治疗阴道松弛综合征、外阴萎缩、盆腔脏器脱垂和压力性尿失禁。该技术的优势在于无痛(不需要局部麻醉)、微创、治疗时间短(只需要几分钟)。越来越多的证据表明,激光治疗可能是一种有效且患者耐受性好的压力性尿失禁治疗方法。常用的技术方法有经阴道 Er:YAG 激光、经尿道 Er:YAG 激光和经阴道 CO_2 激光。

第二节　钬　激　光

一、钬激光

(一)概述

钬激光是用于泌尿系统结石腔内碎石最早和最常用的激光,1992 年由 Jonhson 等首次报道应用于泌尿外科临床[4]。其工作介质为钬,包含在钇铝石榴石晶体中,故称为钬激光。钬激光波长为 2 140nm,可被水良好吸收,且能量穿透深度小于 4mm,大大减少了对周围组织的损伤,因此钬激光不仅能高效碎石,还具有准确切割、汽化软组织和凝固止血功能。钬激光的碎石原理主要有两种:首先是光声效应,钬激光被水吸收后,在光纤末端产生气泡,气泡破裂后产生的能量将结石碎裂;其次是光热效应,由于钬激光具有被水良好吸收的特性,激光发射能量后,其光热效应使结石膨胀、消融[5]。

(二)钬激光光纤

钬激光的能量需要通过光纤经泌尿系统腔内镜,如输尿管镜、经皮肾镜、膀胱镜等传递到结石或者软组织等处从而进行碎石或软组织消融汽化,因此正确选择光纤对于手术成功非常重要。目前常用的钬激光光纤分为 $200\mu m$、$365\mu m$、$550\mu m$ 和 $1\,000\mu m$ 4 种。比较粗的光纤如 $550\mu m$、$1\,000\mu m$,可以传递高能量,但不可弯曲,常用于大口径的硬性内镜,如输尿管硬镜、经皮肾镜、膀胱镜、经尿道激光剜除镜等;$365\mu m$ 光纤适合于半硬性输尿管镜、微通道经皮肾镜;$200\mu m$ 光纤由于可以弯曲,适合于输尿管软镜。

研究表明,高能量设置比低能量引起光纤"回烧"速度更快,更易导致光纤耗损。质地坚硬的结石比质地松散的结石更易引起光纤"回烧"。此外,脉冲宽度对光纤耗损也有一定影响,在相同能量设置下,长脉宽会降低光纤"回烧"速度,而短脉宽会增加光纤"回烧"深度[6]。因此,为了防止光纤"回烧"对泌尿系统腔内镜镜头的损坏,建议光纤末端与内镜镜头保持 3mm 以上的"安全距离"。

(三)钬激光能量参数和碎石技术

钬激光的碎石效率与能量参数设置密切相关。研究表明,钬激光的输出功率由能量[单位为焦耳(J)]、频率[单位为赫兹(Hz)]和脉宽(pulse width)等参数决定。近年来,临床研究根据激光能量参数(能量、频率、脉宽)的设置,将钬激光碎石技术分为:

①粉末化碎石:低能量、高频率或者长脉宽,适合于对质地不太坚硬结石的碎石。粉末化碎石标准:碎石颗粒应 <3mm,术后结石可自行排出患者体外。②碎块化碎石:高能量、低频率或者短脉宽,适合于对质地坚硬结石的碎石,碎块化碎石的颗粒比粉末化碎石的大,须用取石钳将较大的碎石颗粒取出患者体外,一方面提高结石清除率,减少结石残留;另一方面取出的结石碎块可以做结石成分分析,有利于指导患者预防结石复发。③爆米花碎石:高能量、高频率、长脉宽,适合于对较多且较大结石碎块的进一步碎石。为了更好地提高钬激光碎石效率,应根据结石的大小、硬度、位置和尿路的解剖结构等因素灵活应用上面 3 种碎石技术的一种或者几种碎石技术联合应用。与其他类型的碎石设备相比,钬激光碎石设备效率极高,它能粉碎所有成分的泌尿系统结石,包括最坚硬的一水草酸钙结石和胱氨酸结石,被公认为目前腔内碎石最有效和最常用的碎石设备,是腔内碎石的金标准。

二、摩西激光

1992 年，钬激光（Ho：YAG 激光）技术首次在泌尿外科领域应用，由于其具备效率高、作用广泛和安全性高等特点，在治疗泌尿系统结石、前列腺增生、泌尿系统肿瘤等领域得到了逐步开展。1995 年，Gilling 和 Denstedt 最先报道利用钬激光切除前列腺和进行腔内碎石，这项技术已日臻成熟。

1986 年，Isner 等发现钬激光可以在血液中被水吸收，激光脉冲能量汽化形成气泡腔，每一个连续的钬激光脉冲都会形成一个气泡腔，从而形成激光传输通道，他将此现象命名为"摩西效应"。摩西效应所产生的气泡尺寸及保持时间与钬激光的脉宽相关；2011 年，Marks 和 Qiu 等报道：钬激光碎石时将光纤头部和结石之间的水汽化，能量更有效地通过蒸汽到达结石，这个现象被称作"摩西现象"。此后摩西钬激光设备应用于临床，该设备具有摩西效应、高功率（120W）、高频率（80Hz）、可调脉宽四大新功能，广泛应用于治疗良性前列腺增生、肾结石、输尿管结石、膀胱结石、尿道狭窄、膀胱肿瘤等手术。

摩西技术改变了激光能量传输的方式，将钬激光脉冲分为两部分，第一个激光脉冲用于分离激光光纤头端与目标部位（结石、前列腺等）之间的水分，产生一个气体腔道，第二个激光脉冲产生的激光束便能够在能量损失较少的情况下通过该气体腔道。因此，就能够以一种更为优化的方式在水中传输激光能量。2017 年开始，在泌尿系统结石和前列腺增生的手术治疗领域，摩西技术在全球得到了广泛应用，显示了巨大的技术优势[7]。摩西技术有两种不同的工作设置参数：接触式（Moses A）和非接触式（Moses B）两种模式。Moses A 和 Moses B 都可用于碎石术，在 1mm 距离时应使用 Moses A 模式，在 2mm 距离时应使用 Moses B 模式。

研究表明，摩西钬激光在碎石术中，提高了 20% 的碎石速度，33% 的碎石效能，降低了 50% 的激光能量反弹力。输尿管中上段结石较容易在碎石时漂移入肾盂内，摩西钬激光的原位碎石功能很好地解决了这个难题（图 2-3），第一个激光脉冲波产生一个真空气体腔道，对结石产生的回拉力将结石原地固定。处理嵌顿性和息肉包裹性结石时（图 2-4），激光可针对息肉和结石同时进行击打，利用摩西钬激光的原地碎石功能，不必用套石篮预先固定结石。碎石后形成的碎片直径一般都在 2mm 以下，易于排出。在碎石术中，摩西钬激光只需要普通钬激光一半的能量，大大降低了输尿管内的局部温度，减少了远期输尿管狭窄的概率。优异的凝固止血功能，可以有效处理碎石部位的渗血点。可安全地应用于孕妇、小儿和出血性体质等特殊人群的碎石治疗。

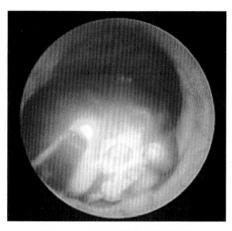

图 2-3　摩西钬激光输尿管镜
碎石术（上段活动度大）

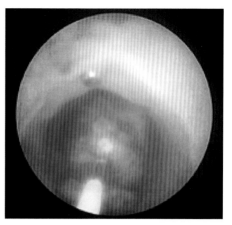

图 2-4　摩西钬激光输尿管
镜碎石术（下段嵌顿）

　　摩西钬激光具备的高能、高频、脉宽可调和摩西效应特点，扩大了输尿管软镜对于结石体积的手术适应证限制，高效短时，更粉末化的结果使部分 2cm以上的肾结石也可选择软镜技术（图 2-5、图 2-6）。处理肾下盏结石时因为内置光纤对于软镜下弯的限制，可能存在碎石盲区，摩西 200μm 的光纤柔软程度高于普通钬激光光纤，因此可以下弯更大的角度，提高了肾下盏结石碎石成功率。

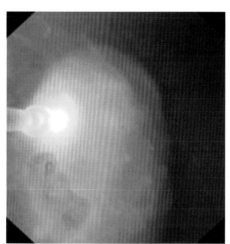

图 2-5　输尿管软镜碎石术
（圆形头端摩西 200μm 光纤）

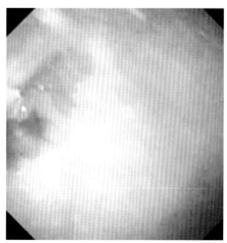

图 2-6　摩西输尿管软
镜碎石术（粉末化）

摩西钬激光在经皮肾镜碎石中的应用需要根据不同的术式进行选择,标准通道的经皮肾镜手术一般可以使用低频、短脉宽激光进行碎石,能量的设置根据结石质地选择,对于积水较多、肾盂及肾盏空间大的病例,摩西效应减少了结石移动距离,缩短了手术时间。超细肾镜中,高频(40~80Hz)、长脉宽的摩西钬激光可将结石打成粉末,摩西效应固定结石,减少镜身摆动,克服了超细肾镜的小视野缺点[8]。

摩西钬激光前列腺剜除术(Moses holmium laser enucleation of the prostate, Moses HoLEP, MoLEP)在过去几年中得到了迅速推广,主要是基于设备和技术两个领域取得的同步进展,因为其更强大的爆破功能和止血效果,进一步提高了钬激光前列腺剜除术(holmium laser enucleation of the prostate, HoLEP)在医生中的认可度[9]。MoLEP手术的原则和HoLEP手术基本一致。

摩西2.0是专为HoLEP而发明的具有更高功率和效能的“双气泡激光增压摩西技术”专利,对两个气泡的形状、大小、发射距离及间隔时间进行了重塑,是在第一代摩西技术上的发展。在MoLEP中主要体现在两个方面:第一个气泡的激光脉冲产生压力,将血管压迫、固定,实现预止血,同时创建无阻力通道;第二个气泡向前延伸,激光脉冲产生向前分离的力量,将前列腺外科包膜轻松分开,替代镜鞘的推剥,同时激光脉冲沿着第一个气泡打开的通道高效率完成组织的分离(图2-7)。因此具有了更多的优点,包括:

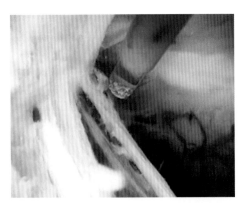

图2-7　在前列腺和外科包膜层面利用激光进行分离和止血

①极速剜除:超强爆破力带来更快速而高效的剜除过程;②无血切割:脉冲压力固定及压迫血管进行预止血,清晰、干净的术野更为初学者提供了保障;③缩短留置导尿管时间:无血切割和可靠凝血使得术后留置导尿管时间减少,可以尝试术后无管化和日间手术;④良好尿控:剜除时减少镜鞘的推剥

动作,保留了外括约肌的功能和功能性尿道黏膜的长度,保留了膀胱颈的环形纤维,最大限度地降低术后尿失禁的发生概率和康复所需时间。

摩西钬激光在膀胱肿瘤整块切除术中(图 2-8)同样具有层面精准、出血少、无闭孔神经反射等特点,对大多数体积小于 2cm 的膀胱肿瘤都可以行整块切除,对体积过大、基底较宽的,建议分块切割。摩西效应可用于肿瘤体积较大、基底宽、滋养血管丰富、有肌层浸润可能者,利用其良好的止血功能封住蒂部和基底处的滋养血管,减少癌细胞的扩散和种植。年老体弱,有凝血机制障碍,安装心脏起搏器的患者也可耐受该手术。

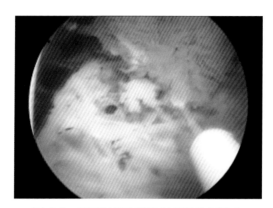

图 2-8　摩西钬激光膀胱肿瘤整块切除术

摩西钬激光在泌尿系统疾病中的应用范围很广,除了泌尿系统结石、前列腺增生、膀胱肿瘤的应用外,在针对肾盂肿瘤、输尿管肿瘤、肾盂输尿管连接部或输尿管狭窄、尿道狭窄、肾囊肿等的手术中也有很好的应用前景。在少数需要保留上尿路的情况下(如孤立肾)可以使用摩西钬激光进行黏膜下的肿瘤切除手术,由于输尿管全层很薄,需要更精准的激光切割,摩西钬激光可以在小功率(0.4~1.0J, 10~20Hz)下精准切割肿瘤,保留脏器。

为了更好地开展摩西钬激光系列手术,需要了解激光仪器适用的系列光纤。摩西钬激光需要使用 D/F/L 光纤系列才能产生摩西效应,同时也配备了非摩西光纤。摩西定制光纤可提供更佳的能量传输和耐用性,有 3 种粗细型号,包括 200μm、365μm 和 550μm,应用在结石、肿瘤、前列腺增生等泌尿系统疾病上。摩西光纤(表 2-1)特别设计了光滑头端球状光纤(图 2-9),在输尿管软镜手术中显示了独特的优势,光纤插入时起到保护软镜内壁的作用。摩西光纤具有更好的弯曲柔韧性,更低的折断概率,最大限度地减少了对镜身的潜在损害,同时因为弯曲度更大,可以到达难以探及的结石,特别是肾下盏结石。

表 2-1　200μm 的摩西光纤和其他光纤的对比数据表

指标	摩西光纤	Sis 光纤	EZ 光纤
总承载能量 /W	60	45	45
最高频率 /Hz	80	40	40
最大输出能量 /J	2.0	1.5	1.5
内径 /μm	230	272	272
最小弯曲半径（官方）/mm	6	12	12
最小弯曲半径（实测）/mm	7.5	16	16
设备连接	摩西设备	P 系列	60w、100w、双子星
一次性使用	是	10 次	是

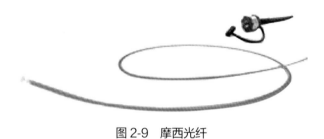

图 2-9　摩西光纤

第三节　绿　激　光

一、绿激光特征

绿激光又称磷酸钛氧钾（potassium-titanyl-phosphate，KTP）激光或倍频钇铝石榴子石晶体（YAG）激光，波长为 532nm，由磷酸钛氧钾晶体将钕激光（Nd：YAG 激光）倍频获得。该波长的激光为绿色可见光，易被氧合血红蛋白吸收，而几乎不被水吸收，因此也称为选择性激光。绿激光工作模式为脉冲式，但其脉冲频率高，因而被称为"准连续"波。根据光的互补原理（蓝黄、红绿、黑白色互补），该波长能被组织内的血红蛋白强烈吸收，这是绿激光具有优良止血性能的物理基础[10]。

在进行泌尿外科腔内镜手术时，532nm 波长的激光几乎不被冲洗液所吸收，因此绿激光可以几乎没有阻挡地从光纤尾端射出，到达富含血红蛋白的人体软组织，迅速被其吸收，绿激光在组织中的穿透深度只有 0.8mm，而凝固层深度一般为 1~2mm。其深度合适的凝固层不但可以起到有效的止血效果，而且不会形成大的焦痂而影响视野及后续操作，也不会导致严重的组织水肿、坏死以及腐肉形成等不良后果。

自临床应用以来，绿激光以其术中出血少、止血效果好、效果可靠、并发症少、学习曲线短等优势，受到广大泌尿外科医生的青睐，被广泛用于前列腺增生、膀胱肿瘤、输尿管开口囊肿、腺性膀胱炎、尿道狭窄等泌尿外科疾病的经尿道腔内微创治疗。

二、绿激光设备

绿激光设备主要由以下部分构成。

1. **主机** 根据绿激光发射器功率不同，可分为 80W、120W、160W、180W 绿激光发射器。

2. **脚踏** 在进行绿激光手术操作时，利用脚踏操作对组织进行汽化和凝血。

3. **防护眼镜** 为了阻挡绿激光对眼部的刺激，专门设计了供手术室医护人员和患者佩戴的防护眼镜。在进行绿激光操作时，必须使用专用的、光学密度（OD）为 5、过滤波长为 532nm 的眼镜或眼罩。对于每个绿激光系统，仪器生产商都会提供合适的防护眼镜。

4. **滤光片** 当摄像头与膀胱镜连接时需要放置专用滤光片。专用滤光片放置于膀胱镜目镜与摄像头之间，可以滤除高强度光及杂光，其作用一是可以保护摄像头，二是能够使显示图像更加清晰。每台绿激光都会配备专用滤光片。

5. **光纤** 光纤是绿激光设备在进行手术治疗时的传输装置，是消毒过的一次性器材。分为侧输出光纤和直输出光纤两种，光纤直径为 600μm，顶端用一个直径为 1.8mm 的石英帽予以保护。侧输出光纤发射的激光束以 70°的角度从光纤顶端侧向输出，左右偏斜角度为 15°；直输出光纤则是以 0° 角度从光纤顶端直向输出。一般来说，侧输出光纤在前列腺汽化和特殊部位膀胱肿瘤汽化手术中优势明显，而直输出光纤则在前列腺剜除、膀胱肿瘤剜除、尿道狭窄手术中更有优势，直输出光纤有利于留取前列腺组织送病理检查。另外，近年来，侧输出光纤工艺技术不断被改进，光纤直径增大，增加了水循环及金属帽等，大大延长了光纤使用寿命和提高了去除组织效率。

由于绿激光的传输光纤为一次性消耗品，且费用较高，因此大多数学者认为绿激光手术整体费用较高。但是 Taub 使用 Markov 决策分析模型比较选择性激光前列腺汽化术（PVP）和经尿道前列腺切除术（TURP）成本效益，得出的结论是 PVP 费用低于 TURP，主要是由于 PVP 术后不良事件发生率及再

15

处理率低[11]。Liatsikos 等人的研究也得出类似的结论：比较 PVP 组和 TURP 组设备、耗材、使用药物、住院时间及术后 1 年内的并发症治疗的费用，PVP 组费用是 2 371 美元，而 TURP 组费用是 2 935 美元[12]。

第四节　半导体激光

半导体激光（diode lasers），又名二极管激光，为半导体二极管发出的光通过内部的谐振腔产生的激光，1970 年实现室温下连续输出。该激光设备具有体积小、重量轻、使用时间长、耗能低、波长多种多样等优点，美国食品药品监督管理局（FDA）于 2007 年首次批准半导体激光用于临床。由于半导体激光优越的汽化、切割及止血性能，目前已经被广泛应用于医学各个领域，如疼痛、皮肤病、牙本质过敏等的治疗，近年来也越来越多地用于多种泌尿外科疾病手术，如良性前列腺增生、膀胱肿瘤等。目前有多种不同波长的半导体激光在临床被广泛使用，如 808nm、830nm、940nm、980nm、1 318nm 及 1 470nm 等。

同为半导体激光，由于波长不同，激光能被媒介吸收的类型、吸收系数和激光组织穿透深度也有一定的差异，如 808nm、830nm、940nm、980nm 的半导体激光能同时被水和血红蛋白吸收，被血红蛋白吸收的强度依次减弱，而被水吸收的强度依次增强（图 2-1）。龚卓等比较 810nm 和 980nm 半导体激光生物热效应，由于两者血红蛋白、水吸收系数不同，两种激光在同一组织标本中的热效应强度不同，同一激光在不同组织标本中的热效应强度也不同，即颜色深的组织，热反应强，出现凝固的时间短，反应快；颜色浅的组织出现凝固的时间长，反应慢。其中 980nm 半导体激光在被水和血红蛋白吸收的双重峰值上，因此激光能量转化为热能的效率较高，从实验结果来看，用 980nm 激光照射 3 种标本出现热凝固的时间都明显短于 810nm 激光，这也再一次证实了 980nm 激光的生物热效应强于 810nm 激光。

虽然有一些中英文文献报道 1 470nm 激光能被血红蛋白和水吸收，但从图 2-1 来看，1 318nm 和 1 470nm 激光所在的位置，并未显示有血红蛋白吸收，而是与铥激光的吸收特征类似，只能被水吸收，但能量转化的强度均不及铥激光。相对而言，与 2 013nm 的铥激光相比，图 2-1 中 1 470nm 激光所在纵坐标与水吸收曲线相交点较铥激光低，因此虽同样被水吸收，但相同能量下其激光能量转化效率不如铥激光高，但组织穿透深度略深。

980nm 及 1 470nm 半导体激光都可以用于前列腺手术，但由于两者波长不同，导致水及血红蛋白对其吸收系数不同，以及激光对组织的穿透深度也有一定的差异。从图 2-11 可以了解到，水对 1 470nm 激光的吸收远高于对

980nm 激光的吸收,且 1 470nm 激光的组织穿透深度略深于铥激光或钬激光,远浅于 980nm 激光,说明 1 470nm 激光能量转化效能更好,对深层组织干扰更小。Wezel 等[13]以猪肾作为模型,研究发现 980nm、1 470nm 激光的组织穿透深度、汽化深度分别为 0.5mm 和 1.0mm,并且组织凝固层深度也存在明显区别,分别为 4.0mm 和 1.0mm(图 2-11)。2009 年 Seitz 等[14]报道采用 100W 的 1 470nm 半导体激光汽化比格犬前列腺组织。经检测,激光照射的组织凝固层深度平均为(2.30 ± 0.26)mm,这个照射深度能凝固并封闭前列腺组织中大多数的血管。Giglio 等[15]报道使用 1 470nm 半导体激光照射能封闭猪体内直径 1~6mm 的静脉血管。这说明 1 470nm 激光的组织穿透深度适中、汽化效率高、止血效果好,非常适合前列腺手术的需求。Zhang 等[16]报道,即使是因心脑血管疾病长期服用抗凝血药或抗血小板药的患者,也可以安全地接受 1 470nm 半导体激光前列腺剜除术(diode laser enucleation of the prostate,DiLEP)。因 1 470nm 半导体激光较浅的组织穿透深度、汽化深度及凝固层深度使得手术操作更精细,术后创面组织坏死更少、脱落的时间更短,因而术中尿道括约肌及其他组织的损伤发生率更低,术后尿路刺激症状也随之减少。

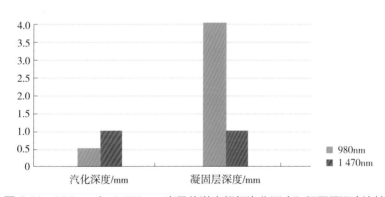

图 2-11　980nm 与 1 470nm 半导体激光组织汽化深度和凝固层深度比较

　　有文献报道半导体激光的止血凝固层深度与能量大小呈正相关,体外研究显示 940nm 的半导体激光对体外灌注的猪肾在功率分别为 10W 和 60W 的时候,凝固层深度分别为 0.86mm 和 9.54mm,而 980nm 半导体激光对同种动物模型在功率分别为 60W、90W 和 120W 的时候,其凝固层深度分别达到 8.43mm、9.15mm 和 9.58mm;1 470nm 半导体激光对同种动物模型在功率分别为 10W、20W、30W、40W 和 50W 的时候,其凝固层深度分别达到(0.86 ± 0.58)mm、(1.85 ± 0.38)mm、(2.49 ± 0.54)mm、(3.07 ± 0.61)mm 和(3.39 ± 0.93)mm。因此术中在进行膀胱颈、前列腺外科包膜或尿道外括约肌附近的操作时,需要适当控制能量的输出。

采用连续波模式的激光汽化切割效率较高,在液体环境中以接触方式对软组织进行汽化切割,能快速切下组织,在深层组织中产生一个很薄(0.4~0.6mm)的凝固带,热损伤小。Seitz 等[17]的研究表明,1 470nm 半导体激光前列腺汽化术术中有良好的止血效果,且术中直肠温度不超过 36.4℃。其对比研究了 1 470nm 半导体激光与 532nm 绿激光的组织移除和光凝固能力:离体灌注的猪肾实验表明,50W 的 1 470nm 激光的组织移除能力是 80W 绿激光的 1/6,组织凝固层深度是绿激光的 2.7 倍;比格犬前列腺的活体实验表明,100W 的 1 470nm 激光与 80W 绿激光的组织切除能力接近。在手术过程中可以通过激光头端的摆动来控制半导体激光切割的范围和深度,以增加操作的稳定性和切割的精确性。

第五节 铥 激 光

1. **铥激光波长** 波长为激光的一个重要基本参数,它决定着组织吸收系数和光学穿透深度。目前,铥激光有两种类型,一种是波长为 2 010nm 或者 2 013nm 的掺铥固体激光(Tm^{3+}: YAG 激光),也称为 2μm 激光,另一种是波长为 1 940nm 的掺铥光纤激光(thulium fiber),此激光波长位于水吸收峰值[18-19]。

2. **铥激光组织吸收系数与光学穿透深度** 生物体的主要成分是水,此外还有蛋白质、脂肪、无机物等。皮肤、肌肉、内脏的软组织中的水分约占生物体重量的 70%。水对红外光有着很强的吸收性,因此若在软组织上照射红外光,可以高效地把光能转换成热能。在生物体中除了水以外的典型光吸收体为血液红细胞中的血红蛋白,血红蛋白有被氧化的状态与未被氧化的状态,这两种状态的吸收光谱是相同的,图 2-1 显示了血红蛋白和水的吸收系数与波长的关系。

对于波段在红外部分的激光,主要被水吸收,1 940nm 铥激光位于水吸收峰值处,吸收系数约为 129.85L/(g·cm),2 013nm 波长的吸收系数约为 64.58L/(g·cm)。光学穿透深度与吸收系数呈倒数关系,组织吸收系数越高,穿透深度越浅,铥光纤激光在组织中的穿透深度为 0.1~0.2mm,目前是所有前列腺激光中组织穿透深度最浅的激光[20]。

3. **铥激光对生物体的物理作用机制** 激光是由光受激放大辐射产生的,具有单色性好、相干性好、方向性好三大物理特性。激光对生物体的作用是医学应用的物理基础,激光照射到生物组织上会产生反射、散射、吸收等作用,其中吸收是生物组织产生汽化、凝固、坏死的重要作用基础,其作用机制称作热相互作用,即激光能被组织吸收转换成热能,热能可以使组织温度升高,从而发生一系列反应,表 2-2 为不同温度条件下生物组织发生的反应。影响生物组织热相互作用的最重要激光参数为激光波长,激光波长决定了激光与生物组织作用的特性。

表 2-2　温度对生物组织效应的影响

温度 /℃	生物效应
37	正常
45	体温过高
50	酶活性减弱,细胞固定
60	蛋白质和胶原蛋白变性、凝固
80	生物组织膜通透性增高
100	水分子汽化,组织热分解(蚀除)
>100	碳化
>300	熔融

(1)汽化效率与组织损伤深度:对激光与组织热效应过程的直接影响因素为组织的温度变化。组织温度升高的速度跟激光功率密度(W/cm^2)和吸收系数相关。若组织温度升高的速度远远高于汽化组织所需的速度,组织很快被汽化。铥光纤激光为红外激光,波长为 1 940nm,属于被水吸收激光,波长位于水吸收光谱峰值,水吸收系数为 129.85L/(g·cm)。前列腺组织中水含量高,因此铥光纤激光汽化切割前列腺组织效率高。铥激光组织穿透深度为 0.1~0.2mm,为在泌尿系统应用的激光中穿透深度最浅的激光,激光能量集中在表层组织中,切割过程不会引起深层组织坏死和水肿,组织损伤深度浅。

(2)止血效果:组织吸收激光的能量较低,产生的温度在 40~100℃时,可使组织和血管脱水、收缩和凝固,起到止血作用;同时,温度的升高可促使大量的纤维蛋白原转化为纤维蛋白,促进血凝块的形成,加速血液凝固的过程,也可止血。铥激光的组织吸收系数高,组织温度升高得快,在止血时,控制适当的激光能量,可以快速封住血管。手术中出血若是由钝性撬剥引起,血管(静脉和动脉)受到外力作用,血管破裂;若手术中使用铥激光热效应进行锐性切割,汽化切割时形成一层凝固层止血屏障,出血概率大大降低。

因此,铥激光具备高效的汽化切割功能、优异的止血性能和较浅的热损伤等特点,在利用铥激光治疗良性前列腺增生、膀胱肿瘤、上尿路肿瘤以及尿道狭窄等多种疾病方面具有明显的优势。

第六节　铒　激　光

1. **概述**　铒激光,又名掺铒钇铝石榴石(Er:YAG)激光,是一种波长为2 940nm的固体脉冲激光,其波长恰好位于水的最高吸收峰值。铒激光在治疗时发出较低能量和较短持续时间的脉冲,这些脉冲被上皮组织吸收,表皮下的成纤维细胞对热损伤作出热休克反应,引起炎症和修复,产生新的胶原纤维。铒激光的光热效应可使局部温度增加到60~65℃,胶原纤维得到重塑而结构没有被破坏,导致结缔组织的紧缩重建,也引起微血管化和新生血管的形成。

2. **机制研究**　经测算,水对铒激光能量的吸收是传统CO_2激光的10倍,当铒激光照射富含水分的组织后其热穿透深度仅为传统CO_2激光的1/10。利用其仅对皮肤、黏膜浅表组织快速升温汽化的特点,目前临床上将铒激光应用于皮肤病和医疗美容领域,主要治疗各种真皮和表皮疾病,如祛斑、祛痣及瘢痕平复等[21]。

随着铒激光技术的不断发展,通过调节激光的脉冲输出方式而研发的铒激光Smooth模式(柔光模式或平滑模式)为铒激光的临床应用又开创了全新的治疗领域。研究表明,铒激光Smooth模式对皮肤、黏膜加热后,其热作用深度控制在皮肤的真皮层或黏膜的固有层(100~600μm),且相应组织内温度可精确控制在70℃以内。在此温度下,理论上既不会造成治疗区域内细胞的死亡,又可以促使该区域内的胶原蛋白和弹性蛋白收缩并进一步刺激成纤维细胞的产生,从而达到皮肤、黏膜的紧致以及正常组织结构再生的效果[19]。

研究发现,经阴道铒激光治疗后,女性患者阴道组织上皮层厚度与治疗前相比,平均增加了64.5%,阴道组织萎缩减少,组织毛细血管的数量、体积和密度也有不同程度的增长,提示经阴道铒激光治疗后患者阴道上皮的形态和功能得到改善,使女性阴道黏膜结构重塑,改善了阴道前壁的弹性、厚度和张力,从而增加对膀胱颈和尿道的支持,恢复尿控功能,缓解压力性尿失禁症状。而经尿道铒激光通过重塑新生尿道周围胶原纤维,从而增加尿道闭合压,改善压力性尿失禁症状。这些研究是经阴道铒激光治疗压力性尿失禁的理论基础[22]。

3. **临床应用**　铒激光治疗系统由激光主机和不同的治疗手具组成。激光主机部分包括激光发生装置、光路系统以及针对不同治疗部位设定的特殊治疗模块。通过选择不同的治疗模块配合相应的治疗手具,可以形成不同的治疗模式,针对不同器官进行治疗。目前,经阴道或经尿道铒激光已经应用于治疗很多盆底疾病,包括压力性尿失禁、阴道松弛、盆腔器官脱垂及阴道萎缩等[23]。

第七节 二氧化碳激光

一、物理特性

波长为 $10.6\mu m$ 的二氧化碳（CO_2）激光是一种高效、高能的激光，在水中吸收良好，可提供锐利的切割，同时最大限度地减少组织穿透。CO_2 激光在良好的止血效果下提供了精确的切割[24]，常用于皮肤科中的表皮和真皮的病变切除。CO_2 激光治疗是一种物理疗法，通过高温汽化赘生物对疣体进行破坏，治疗后无明显瘢痕与局部反应，具有操作简单、刺激性小等优势。同时，CO_2 激光治疗还能够封闭病灶区周围微血管，避免出血。因此，CO_2 激光目前在泌尿外科主要应用于肿块切除、包皮环切、尖锐湿疣及女性盆底疾病。

二、临床应用

1. **肿块切除** 有很多研究人员研究 CO_2 激光在肾部分切除术中的应用。Meiraz 团队首先在动物身上使用 10W 输出功率的 CO_2 激光行肾部分切除术，实验证明切除效果好，对剩余的肾脏组织破坏很小，两周后观察创面周围坏死厚度仅为 5mm。Barzilay 等人在 1982 年就报道了对 4 名患者使用 CO_2 激光行肾部分切除术，反响良好。

2. **包皮环切** 包皮环切是泌尿外科常见小手术。使用 CO_2 激光进行包皮环切术最早由 Aynaud 等于 1955 年报道。CO_2 激光功率高，切割组织时方向性好，能快速封闭小血管，从而达到切割、止血的目的。刘萃龙等比较包皮环切常规手术与 CO_2 激光切除手术，结果发现激光组手术时间短，失血量少，术后并发症发生率更低。根据术后第 1 日和第 7 日的视觉模拟评分法（VAS）疼痛评分量化结果，CO_2 激光技术与更少的疼痛相关。

3. **尖锐湿疣** 尖锐湿疣也是临床上较常见的传染病，由人乳头状瘤病毒感染所致，常发生于外生殖器、肛门等部位。目前临床对于尖锐湿疣主要以冷冻和激光治疗为主。CO_2 激光通过高温汽化赘生物进行治疗，治疗后无明显瘢痕，局部反应良好。同时还能高温封闭病灶周围血管，降低出血风险，进一步加快创面愈合。CO_2 激光器在远红外区域发出相干光，具有极短的消光长度。撞击部位的能量吸收非常强烈，导致手术切口的特点是汽化区被狭窄的热坏死和亚致死热损伤区包围。对受感染的上皮可以精确地消融到较浅的深度，从而杀死人乳头状瘤病毒且组织可以快速愈合。CO_2 激光是广泛性或复发性尖锐湿疣的首选治疗方法，这些尖锐湿疣位于尿道口内，或发生在妊娠期间，在此期间使用细胞毒性药物是禁忌的。使用这种技术，几乎所有尖锐湿疣患者都可以迅速被治愈,并且可将并发症发生率或复发风险降至最低。

4. 女性盆底疾病 女性盆底功能障碍,包括下尿路排泄和排便障碍,例如压力性尿失禁和大便失禁、膀胱过度活动症、盆腔器官脱垂及性功能障碍。治疗方法包括盆底肌肉训练、行为疗法、口服药物、神经调节、介入药物和手术。激光对结缔组织的光热效应可导致胶原蛋白重塑,收紧、支持组织并改善组织硬度。由于女性压力性尿失禁是由骨盆底支撑减少和胶原蛋白含量减少引起的,激光介导的阴道黏膜热处理可能会增强骨盆底支撑力。Lin 等[25]对31 位压力性尿失禁患者进行 CO_2 激光治疗,在随后两个月的随访中,51.72%的患者症状得到了明显改善,37.93% 保持不变,10.35% 表现出更严重的症状。与治疗前相比,治疗后患者的国际尿失禁问卷简表(ICI-Q-SF)评分显著降低,客观尿动力学治愈率为 38.7%。短期疗效是值得肯定的。

除了上述较为常见的 CO_2 激光应用场景外,CO_2 激光还有新的应用场景,如点阵微烧蚀 CO_2 激光治疗通过改善绝经后妇女和接受内分泌治疗的有乳腺癌病史妇女的性功能,可有效治疗更年期泌尿生殖系统综合征;CO_2 激光为转移性前列腺癌患者行去势治疗等。

第八节 钕 激 光

钕激光(Nd : YAG 激光)是较早应用于腔内泌尿外科的一种激光。钕离子掺杂的增益介质是最早用于激光器的,也是目前应用最广泛的激光材料。目前为止,已经有上百种掺钕激光晶体成功实现了短脉冲激光输出。钕激光波长为 1 064nm,属近红外波段,穿透深度约 4mm,其为连续波方式,热量的产生是连续的,在水和组织中吸收较少,在组织中以散射为主产生热效应,其凝固效应优于汽化效应,止血效果好。泌尿外科临床上常应用掺钕激光,最常用的为掺钕钇铝石榴石(neodymium-yttrium aluminum garnet,Nd : YAG)晶体,广泛应用于治疗前列腺、肾脏、膀胱及生殖器等疾病[26]。

有研究表明,采用经皮肾镜联合软镜下 Nd : YAG 激光治疗复杂性上尿路结石,具有碎石效率高、残石率低、对肾脏和输尿管组织损伤小的特点,可有效缩短手术时间,安全有效。临床上也有人将钕激光与其他类型的激光配合使用。如有学者采用双波源激光,结合钕激光和钬激光的优点,大大降低了术后泌尿道感染、尿失禁及尿道狭窄等并发症的发生率。双波长激光治疗前列腺增生也取得了满意的疗效[27]。也有学者在男科领域应用钕激光,如采用钕激光进行包皮环切术、尖锐湿疣等的治疗。

参 考 文 献

［1］PIROLA G M, SAREDI G, CODAS D R, et al. Holmium laser versus thulium laser enucleation of the prostate: a matched-pair annlysis from two centers［J］. Ther Adv Urol, 2018, 10(8): 223-233.

［2］BAI Y, LIU L, YUAN H, et al. Safety and efficacy of transurethral laser therapy for bladder cancer: a systematic review and meta-analysis［J］. World J Surg Oncol, 2014, 12: 301-302.

［3］HOU W, JI Z. Achieving zero ischemia in minimally invasive partial nephrectomy surgery ［J］. Int J Surg, 2015, 18: 48-54.

［4］DOUGLAS EJ, DOUGLAS M C, ROGER E P. Use of holmium: YAG laser in urology［J］. LaserSurg Med, 1992, 12(4): 353-363.

［5］VASSAR G J, CHAN K F, TEICHMAN J M, et al. Holmium: YAG lithotripsy: photothermal mechanism［J］. J Endourol, 1999, 13(3): 181-190.

［6］WOLLIN D A, ACKERMAN A, YANG C, et al. Variable pulse duration from a new holmium: YAG laser: the effect on stone comminution, fiber tip degradation, and retropulsion in a dusting model［J］. Urology, 2017, 103(1): 47-51.

［7］VENTIMIGLIA E, TRAXER O. What is Moses effect: a historical perspective［J］. J Endourol, 2019, 33(5): 353-357.

［8］LEOTSAKOS I, KATAFIGIOTIS I, LORBER A, et al. Initial experience in combined ultra-mini percutaneous nephrolithotomy with the use of 120-W laser and the anti-retropulsion "Moses effect": the future of percutaneous nephrolithotomy? ［J］. Lasers Med Sci, 2020, 35(9): 1961-1966.

［9］NEVO A, FARAJ K S, CHENEY S M, et al. Holmium laser enucleation of the prostate using Moses 2. 0 vs non-Moses: a randomised controlled trial［J］. BJU Int, 2020, 127(5): 553-559.

［10］HAI M A, MALEK R S. Photoselective vaporization of the prostate: initial experience with a new 80W KTP laser for the treatment of benign prostatic hyperplasia［J］. J Endourol, 2003, 17(2): 93-96.

［11］TAUB D A, WEI J T. The economics of benign prostatic hyperplasia and lower urinary tract symptoms in the United States［J］. Curr Urol Rep, 2006, 7(4): 272-281.

［12］LIATSIKOS E, KYRIAZIS, KALLIDONIS P, et al. Photoselective Green Light™ laser vaporization versus transurethral resection of the prostate in Greece: a comparative cost analysis［J］. J Endourol, 2012, 26(2): 168-173.

［13］WEZEL F, WENDT-NORDAHL G, HUCK N, et al. New alternatives for laser vaporization of the prostate：experimental evaluation of a 980-, 1 318-and 1 470-nm diode laser device［J］. World J Urol, 2010, 28（2）: 181-186.

［14］SEITZ M, RUSZAT R, BAYER T, et al. Ex vivo and in vivo investigations of the novel 1 470nm diode laser for potential treatment of benign prostatic enlargement［J］. Lasers Med Sci, 2009, 24（3）: 419-424.

［15］GIGLIO N C, HUTCHENS T C, PERKINS W C, et al. Rapid sealing and cutting of porcine blood vessels, ex vivo, using a high-power, 1 470-nm diode laser［J］. J Biomed Opt, 2014, 19（3）: 38002.

［16］ZHANG J, WANG X, ZHANG Y, et al. 1 470nm Diode laser enucleation vs plasmakinetic resection of the prostate for benign prostatic hyperplasia［J］. A Randomized Study. J Endourol, 2019, 33（3）: 211-217.

［17］SEITZ M, SROKA R, GRATZKE C, et al. The diode laser: a novel side-firing approach for laser vaporisation of the human prostate-immediate efficacy and 1-year follow-up［J］. Eur Urol, 2007, 52（6）: 1717-1722.

［18］陈家璧,彭润玲. 激光原理及应用［M］. 3 版. 北京:电子工业出版社, 2013: 102-105.

［19］郭玉彬,霍佳雨. 光纤激光器及其应用［M］. 北京:科学出版社, 2008: 9-15.

［20］尼姆兹（NIEMZ, M. H.）. 激光与生物组织的相互作用原理及应用［M］. 张镇西译. 北京:科学出版社, 2005: 182-187.

［21］DAMS S D, BEEST L V, NUIJS A M, et al. Pulsed heat shocks enhance procollagen type I and procollagen type Ⅲ expression in human dermal fibroblasts［J］. Skin Res Technol, 2010, 16（3）: 354-364.

［22］LAPII G A, YAKOVLEVA A Y, NEIMARK A I. Structural reorganization of the vaginal mucosa in stress urinary incontinence under conditions of Er: YAG laser treatment［J］. Bull Exp Biol Med, 2017, 162（4）: 510-514.

［23］袁晓奕. 铒激光技术治疗压力性尿失禁［J］. 临床外科杂志, 2020, 28（2）: 114-116.

［24］GOFRIT O N, KHALAILEH A, PONOMARENKO O, et al. Laparoscopic partial nephrectomy using a flexible CO_2 laser fiber［J］. JSLS, 2012, 16（4）: 588-591.

［25］LIN H Y, TSAI H W, TSUI K H, et al. The short-term outcome of laser in the management of female pelvic floor disorders: focus on stress urine incontinence and sexual dysfunction. Taiwan J obstet gynecol［J］. 2018, 57（6）: 825-829.

［26］KATO M, CHIBA Y, SAKAI K, et al. Endoscopic neodymium: yttrium aluminium garnet（Nd: YAG）laser irradiation of a bladder hemangioma associated with Klippel-Weber syndrome［J］. Int J Urol, 2010, 7（4）: 145-148.

［27］汪中扬,曹文锋,黄伟佳. Nd: YAG/KTP 双波长激光治疗前列腺增生症（附 61 例报告）［J］. 中华泌尿外科杂志, 1999（1）: 47-49.

第三章

激光治疗泌尿系统结石

第一节 泌尿系统结石的临床表现及处理

一、概述

泌尿系统结石是我国泌尿外科常见疾病,在泌尿外科住院患者的病种中占据首位。近年来随着饮食结构的改善,泌尿系统结石的发病率居高不下,并有上升趋势。欧美国家泌尿系统结石的发病率为 8.8%,我国泌尿系统结石的发病率为 1.0%~5.0%,南方地区高达 5.0%~10.0%。从 1994 年至今泌尿系统结石发病率增加了 75.0%,约 1/17 的中国成年人有肾结石。与此同时,结石患者死亡率依然在逐渐升高,其中约 25% 的患者需要住院治疗。

二、泌尿系统结石的临床表现

泌尿系统结石按照发病部位不同一般可分为肾结石、输尿管结石、膀胱结石和尿道结石,很多患者都是以急性肾绞痛为主诉来医院就诊。40.0% 的肾输尿管结石患者在 5 年内会出现肾绞痛症状,75.0% 的患者在 20 年内会出现肾绞痛。除绞痛症状之外,部分患者也会因为出现血尿来就诊。尿路刺激征在泌尿系统结石患者中也较为常见,尿液性质、尿流动力学也常发生改变,并且常合并有恶心、呕吐等消化道症状及发热、消瘦等全身症状。

1. **疼痛** 肾结石患者可长期无症状。若肾结石移动范围广,或随尿液进入肾盂、输尿管,诱发输尿管的强烈蠕动,可导致绞痛或钝痛。40%~50% 的患者有间歇的疼痛发作史。疼痛位置一般固定在腰部和腹部,多数为阵发性疼痛,也可以为持续性疼痛。有的疼痛可能仅表现为腰部酸胀,运动、体力劳动后疼痛加重。肾绞痛为刀割样疼痛,多是突发性的,疼痛可放射至下腹部、腹股沟或大腿内侧,女性患者可放射至阴唇。疼痛可以持续数小时,也可在数十分钟内停止。肾绞痛严重时会导致患者全身出冷汗、面色苍白、脉搏过速、血压下降呈现虚脱状态,同时患者可伴随恶心、呕吐、腹胀等症状,绞痛发作时尿量减少,疼痛缓解后,出现多尿情况。

2. **血尿** 血尿是肾结石的又一常见症状。疼痛发作时常伴随血尿,可在肉眼观察或镜下观察到,镜下观察到者居多,大量血尿出现可用肉眼看见的情况较少。进行体力劳动后血尿症状加重。肾结石患者可以少量排出结石小颗粒,尤其是在疼痛和血尿时排出,尿液中可见细小的结石。结石在通过尿道时可发生阻塞和引起针刺样疼痛。

3. **梗阻和感染** 肾结石的常见并发症为梗阻和感染。患者常因感染症状就医。梗阻还会导致肾积水,可在部分患者的腰部、上腹部扪及包块。

4. **全身症状** 当继发急性肾盂肾炎或肾积脓时,患者出现畏寒、发热、寒战等全身性症状。双侧上尿路结石或结石完全阻塞尿路时可导致无尿,严重时导致肾衰竭、脓毒症休克或造成死亡。

5. **无症状** 表面比较光滑的小结石可以随尿液流出,因此不会引起任何症状,固定在肾盂及肾下盏内的结石没有感染时一般也不会出现任何症状。肾内较大的结石若没有造成肾盂、肾盏的感染,一般也不会出现症状或仅出现轻微的肾区不适,常伴随血尿,可在肉眼观察或镜下观察到。

三、泌尿系统结石的处理

1. **泌尿系统结石的药物治疗** 临床上少数较小的泌尿系统结石可以通过药物排石,主要针对直径 <0.6cm 的尿路结石。结石从体内排出的时间主要受结石以下的尿路是否梗阻,结石滞留时间长短,结石的部位、体积及尿路是否存在畸形等因素影响。在结石排出的过程中也可能会出现肾区绞痛、发热、急性尿路梗阻等并发症,需要密切观察,积极对症处理。

泌尿系统结石的药物治疗包括排结石药、溶结石药等。对于直径大于0.6cm 的输尿管结石,在 2020 年欧洲泌尿外科学会(European Association of Urology, EAU)指南中 α 受体阻滞剂被列为Ⅰa 类推荐的排石药物,其可抑制输尿管平滑肌的收缩,扩张输尿管,尤其是对于输尿管下段以及膀胱壁内段有显著的扩张效果,可作为最常用的排石药物之一。钙通道阻滞剂能有效舒张平滑肌,抑制结石刺激引起的输尿管痉挛。其他排石药物如前列腺素合成酶抑制药中的双氯芬酸钠、吲哚美辛等可以减轻结石嵌顿部位的局部水肿和炎症,舒张肾盂、输尿管壁的平滑肌从而增加结石排出率。糖皮质激素可缓解结石周围组织的局部水肿,促进结石排出。甲泼尼龙与坦索罗辛联用,可显著提高输尿管结石患者体外冲击波碎石术(ESWL)术后的结石排出率。

一些药物能够干扰形成结石的代谢过程,从而达到治疗泌尿系统结石的效果。常用药物有枸橼酸氢钾钠、枸橼酸钾、别嘌呤醇、碳酸氢钠、氯化铵、脲酶抑制剂等,这些药物可以治疗纯尿酸结石、胱氨酸结石、感染性结石等,同时摄入大量液体,增加尿量,配合适当体位、适当运动及中医中药,可抑制结石体积增大并促进结石排出。对于术后草酸钙结石高复发风险的患者,降低尿中草酸浓度,阻止草酸钙结晶析出,可以预防结石的复发。口服草酸降解酶,在胃肠中将饮食草酸降解掉,从而降低草酸吸收、降低尿草酸。

2. 泌尿系统结石的外科治疗 近年来,随着泌尿外科微创技术的发展以及腔镜器械的改进,运用腔镜进行微创手术治疗泌尿系统结石取得了明显的进步,手术并发症明显减少,且减轻了患者的痛苦,手术恢复速度加快。目前这些手术主要包括体外冲击波碎石术(extracorporeal shock wave lithotripsy,ESWL)、经输尿管镜碎石术(ureteroscopic lithotripsy,URL)、经皮肾镜碎石术(percutaneous nephrolithotomy,PNL)等。

(1)体外冲击波碎石术(ESWL):自从1982年首次报道ESWL以来,经过三十多年的发展,ESWL的适应证不断扩大,随着冲击波碎石机的不断改进,其具有创伤小、价廉、疗效好等优点。

1)肾结石:

ESWL适应证(《中国泌尿外科和男科疾病诊断治疗指南(2022版)》推荐):①直径<20mm的肾盂内结石或肾上、中盏结石。②对肾下盏结石小于10mm者可以首选ESWL;对10~20mm的结石,排除ESWL的不利因素如小角度的漏斗型肾盂角、狭长的低位肾盏颈、狭小的漏斗型肾盂、皮肤-结石距离过长等后,可首选ESWL。③对直径>20mm但<30mm,或表面积<500mm²的部分鹿角形肾结石,可选择ESWL(部分胱氨酸鹿角形肾结石及结石主体大部分位于肾下盏的除外)。④对于其他的复杂性鹿角形肾结石,不推荐单用ESWL。

ESWL禁忌证:①妊娠(绝对禁忌证);②凝血功能障碍;③尿路感染;④结石远端解剖性梗阻;⑤结石附近动脉瘤;⑥严重心肺疾病或糖尿病;⑦传染病活动期;⑧严重骨骼畸形或重度肥胖;⑨肾功能不全。ESWL治疗后排石率受多种因素影响,如肾下盏结石碎石后排石效果因受肾下盏颈部长度、宽度,肾下盏长轴与肾盂长轴夹角引起不同程度的梗阻,是否留置输尿管支架等因素影响而有所不同。

2)输尿管结石:

ESWL适应证:在排除禁忌证情况下全段输尿管结石均可行ESWL;对直径<10mm的上段输尿管结石首选ESWL,对直径>10mm的结石可选择URL(逆行或顺行)或ESWL;对直径>15mm、停留时间长(>2个月)的结石,由于该类输尿管结石嵌顿时间长、肾积水严重或合并输尿管狭窄及其他病变,ESWL治疗效果差,应视不同位置采用URL或PNL;对直径<10mm的下段输

尿管结石首选 ESWL 或 URL,对直径 >10mm 的结石可首选 URL;对中段输尿管结石可选择 ESWL 或 URL。

ESWL 禁忌证:①妊娠;②未纠正的出血性疾病及凝血功能障碍;③严重的心肺疾病;④未控制的尿路感染;⑤严重肥胖或骨骼畸形影响结石定位;⑥结石附近有动脉瘤;⑦结石以下尿路有梗阻。

3)膀胱结石:《中国泌尿外科和男科疾病诊断治疗指南(2022 版)》推荐针对膀胱结石 ESWL 治疗适应证如下。①儿童膀胱结石;②成人原发性膀胱结石直径≤3cm;③存在手术高风险因素,或无法采用截石位行腔内碎石;④患者拒绝腔内手术或者开放性手术且无下尿路梗阻。

(2)经输尿管镜碎石术(URL):目前,临床上应用的输尿管镜根据镜体是否可以弯曲分为硬性输尿管镜、半硬性输尿管镜和软性输尿管镜三大类,其中后两类最常用。URL 对于处理输尿管中、下段结石具有不可替代的优势。随着碎石设备的不断更新,URL 的适应证有所扩展。2020 年欧洲泌尿外科学会(EAU)指南指出,直径 <8F 的硬性输尿管镜也适用于全段输尿管结石。此外由于软性输尿管镜管径细小,可以到达肾盂及大部分肾盏,尤其是可到达有些肾盏颈较小而肾镜不能到达的部位,适用于肾结石的治疗。

输尿管硬镜碎石术及输尿管软镜碎石术的适应证和禁忌证参见本章第二节"钬激光在泌尿系统结石治疗中的应用"相关内容。

近年来,世界首个机器人辅助输尿管软镜系统 ELMED 在国外研发成功,初步临床试验表明该套机器人辅助输尿管软镜可显著提高输尿管软镜碎石手术的稳定性和可靠性,减少了手术操作者的疲劳和风险。机器人输尿管镜与传统输尿管镜相比,最大的优势在于较好的机械臂的活动度和稳定性,而采用机械臂操作可以极大地改善人手的局限性。目前新一代机器人辅助输尿管软镜平台更是具备了力量反馈和自动跟踪功能。高清晰度的三维视觉、运动缩放和人机工程学的优势,使得输尿管软镜手术的精准度大大提高,有望为输尿管软镜碎石技术带来新的飞跃。

(3)经皮肾镜碎石(PNL):PNL 是当今对上尿路复杂性结石的主要治疗手段,可用于大多数复杂性肾结石的治疗。PNL 最主要的优点是碎石效果不受结石成分和结石体积影响,清石率高。经过多年的发展,该技术日益成熟,临床医生的经验更加丰富,操作更加熟练,所需的工作通道越来越小,经皮肾镜技术几乎已经基本取代了肾结石及输尿管上段开放手术。《中国泌尿外科和男科疾病诊断治疗指南(2022 版)》及欧洲泌尿外科学会(European Association of Urology,EAU)指南指出,对于直径大于 2cm 或面积大于 $3cm^2$ 的肾结石尤其是鹿角形肾结石,PNL 为首选术式。

PNL 适应证及禁忌证参见本章第二节"钬激光在泌尿系统结石治疗中的

应用"相关内容。

（4）PNL器械的改进：由于传统的PNL肾实质穿刺孔较大，容易导致大出血。随着PNL技术不断进步以及在通道大小、器械等方面的改进，有学者推出微通道经皮肾镜碎石术（mPNL），其工作通道仅为14/16F，碎石及取石效率高、并发症少、恢复快的优点使其迅速成为PNL治疗复杂性肾结石的重要补充手段。超细通道经皮肾镜碎石术（UMP）是对传统PNL方式的又一次革命，其经皮肾通道仅为11~14F，能将肾脏损伤及出血风险大幅度降低，尤其适用于直径<2cm的肾下盏结石及输尿管软镜难以处理的结石。同时，对直径<2cm的结石可实现手术"无管化"。而超微通道经皮肾镜碎石术（super-mini PNL，SMP）是微创手术的又一大革新，SMP由外径为7F、工作通道为3.3F的超细肾镜，10~12F带吸引功能的peel-away鞘组成，采用钬激光或气压弹道碎石机击碎结石。SMP肾镜以及带吸引功能的peel-away鞘大大减少了出血并发症的发生，减少了手术时间，肾盂压力低于30cmH$_2$O，降低了尿源性脓毒血症的发生率，同时SMP实现了完全的无管化，减少患者的术后不适，缩短了住院时间。

目前，泌尿系统结石的诊疗方法越来越个体化和微创化，相信随着微创技术的进一步发展，对结石的治疗将再次发生革命性的进步。泌尿系统结石诊疗方式多样化的同时，应根据患者具体的病情，综合考虑患者结石的特点、手术医生的经验和患者意愿，合理选择最适合的治疗方式。

第二节　钬激光在泌尿系统结石治疗中的应用

一、输尿管硬镜碎石术

（一）适应证

①输尿管中下段结石；②ESWL治疗失败后的输尿管上段结石；③输尿管上段结石碎石须预防结石移位；④ESWL治疗后的石街；⑤X线检查阴性的输尿管结石；⑥停留时间长的嵌顿性结石[1-2]。

（二）禁忌证

①不能控制的全身出血性疾病；②严重的心肺功能不全，无法耐受手术；③未能控制的泌尿系统感染；④严重的尿道、输尿管狭窄，无法置入输尿管镜；⑤严重的髋关节畸形，截石位困难[1-2]。

（三）手术方法及技巧

1. **进镜方法**　采用斑马导丝或导管引导进镜，特别是遇到输尿管口炎症、水肿、狭窄或异位时更容易成功而且安全。

方法一：沿导丝将输尿管镜推至输尿管口，抬高目镜30°~60°并持续用力推进，把输尿管镜慢慢压平，挑起输尿管上唇，常可顺利进入，此时会有突破感。

方法二：沿导丝将输尿管镜推至输尿管口后，如为右侧输尿管则逆时针旋转镜体90°并外展输尿管镜目镜，缓慢、持续轻轻用力推进，同时将镜体慢慢内收，挑起输尿管外侧壁，常可顺利进入，同时也会有突破感；如为左侧输尿管则顺时针旋转90°并外展输尿管镜目镜。如遇到输尿管末段与尿道成直角的情况，导致进镜困难，可通过患者倾斜、头高脚低调整输尿管末段与输尿管镜的夹角，可较顺利地插入斑马导丝，在其引导下容易进镜成功[3]。

2. **输尿管探查**　进入输尿管后，在导丝引导下，将输尿管管腔调整至视野中央，顺输尿管方向轻柔向上探查输尿管，观察输尿管黏膜颜色、形态，有无出血、水肿、溃疡等，管腔有无狭窄、结石、占位病变等情况。操作过程中注意避免灌注压过高，以免引起结石的上移以及肾内压过高，操作过程中可采用间断灌注、减压的方法。

3. **碎石、取石方法与技巧**　寻找到结石后，使用钬激光碎石，一般将激光参数设置为0.8~1.5J，频率15~20Hz（实际可根据结石负荷、硬度等调整具体参数）。碎石时激光光纤与结石距离以"似接触非接触"为宜，尽量从结石远端边缘逐步击碎结石；同时尽量避免激光对输尿管黏膜、管壁的损伤。碎石过程中，若结石嵌顿于输尿管壁，或因角度原因使输尿管结石暴露视野欠佳等导致输尿管易损伤时，建议先用光纤、输尿管镜将结石移位至管腔较通畅、视野较好处，再予以碎石[4]。碎石过程须保证一定的循环灌注，避免激光对输尿管的热损伤。碎石完成后仔细检查，较大结石碎片可予以钳夹取出，较小结石碎片可使用输尿管镜冲出或不予特殊处理，待术后自行排出[5]。

4. **术中防止结石移位**　对于输尿管上段结石或其他结石易移位的情况，可采取头高脚低位，有条件的情况下可使用结石拦截网篮（如Ntrap捕获器）或封堵器等辅助装置预防结石上移。对移位至肾内的结石，根据输尿管条件（是否有明显狭窄），继续应用输尿管软镜进行碎石或放置双J管待二期行输尿管软镜碎石术（具体手术技巧参见本节"二、输尿管软镜碎石术"）。

5. **输尿管镜操作困难原因及处理**

（1）输尿管开口辨认困难：膀胱本身有病变（如三角区腺性膀胱炎或结核）、输尿管口解剖异常（如输尿管膀胱吻合术后）、输尿管末段结石、输尿管开口及周围炎症/水肿或者前列腺重度增生，尤其是中叶明显增生者，常难以找到输尿管开口而出现输尿管镜操作困难。如遇到此类情况，可用斑马导丝或输尿管导管轻轻试插，也可换用膀胱镜寻找输尿管开口，或静脉注射靛胭脂5ml，见蓝色尿液喷出处即可找到输尿管开口[4]。

（2）输尿管口及壁内段输尿管狭窄：由于输尿管壁内段特殊解剖结构，输尿管口及壁内段输尿管存在生理性狭窄。首先按标准方法进镜，如进镜困难，可采取以下方法：①改用更小口径的半硬性输尿管镜（如 6/7.5F）；②扩张输尿管壁间段，主动扩张；③如上述方法仍然进镜困难，留置双 J 管 1~2 周被动扩张后，行二期手术[4]。

（3）视野不清：输尿管黏膜出血、进镜方向不正确、输尿管镜末端紧贴输尿管壁、输尿管扭曲、窥镜质量差及冲水不好等多种因素均可引起视野不清晰而导致进镜困难。根据不同情况可旋转或后撤输尿管镜，使局部输尿管拉直、充盈而有利于进入。如遇输尿管出血，可增加冲水速度或向输尿管内放入输尿管导管引流冲洗液而得到清晰的视野。有大血块或小结石阻挡视野时，可用异物钳取出。

（4）输尿管狭窄或扭曲：输尿管镜向上推进过程中遇到输尿管狭窄或者成角扭曲，狭窄的输尿管壁紧紧束缚镜体前端，若强行推进输尿管镜，可引起输尿管穿孔甚至撕裂。输尿管狭窄多见于有输尿管手术史、结石嵌顿时间较长以及有妇科手术史的患者。这时可应用两根导丝将成角扭曲的输尿管拉直或使用质地较软的输尿管通道鞘，被动扩张及拉直输尿管。必要时可留置双 J 管，使输尿管被动扩张 1~2 周后行二期手术。

（5）退镜困难：手术结束时如果出现退镜困难，切不可盲目暴力，导致输尿管全程撕脱、断裂等情况，可通过使用肌肉松弛剂、缓慢旋转镜体等措施处理[4]。

（四）并发症及处理

1. 术中并发症

（1）输尿管出血：输尿管开口扩张、导丝置入损伤肾盏黏膜或肾实质、钬激光损伤输尿管黏膜等操作可导致输尿管出血，出血程度通常较轻。轻度出血一般可自行缓解，适当增加灌注液体量可保持视野清晰。输尿管严重出血比较少见，可见于输尿管子宫内膜异位症或输尿管血管畸形患者。输尿管严重出血时须立即停止输尿管镜操作，留置输尿管支架管。如仍有明显活动性出血，须行数字减影血管造影（digital substraction angiography，DSA）检查及栓塞止血，输血支持，罕见情况下须行患肾切除。

（2）输尿管黏膜下损伤：输尿管黏膜下损伤比较常见。输尿管扭曲明显、输尿管狭窄或结石嵌顿时，置入导丝动作力度大，可导致输尿管黏膜下假道形成。输尿管镜通过狭窄段或输尿管息肉处，易导致输尿管黏膜挫伤。钬激光纤维碎石误操作也会造成黏膜下损伤。黏膜下损伤较轻微时，及时中止误操作，留置支架管即可。

（3）输尿管穿孔：输尿管镜或钬激光纤维在黏膜下假道内操作，粗暴操作取石钳或套石篮,镜体通过狭窄段时暴力操作可导致输尿管穿孔,视野中出现脂肪组织提示输尿管穿孔。对输尿管穿孔的处理是尽快结束手术操作,减少灌注液体,留置输尿管支架管。明显的输尿管穿孔致大量尿外渗,须转开放手术修补。

（4）输尿管撕脱:输尿管撕脱是输尿管镜碎石术最严重的并发症。进镜比较困难的输尿管上段结石手术,退镜时遇到阻力,退镜粗暴,可能出现输尿管撕脱,术者会感觉从退镜困难到瞬间没有阻力,严重者退镜时会带着撕脱的输尿管黏膜至尿道外。另外,套石篮套取较大结石、非直视下暴力操作也可致输尿管撕脱发生。输尿管撕脱重在预防,对进镜比较困难的输尿管镜操作,尤其是上段结石,如果抱镜感明显,应及时中止操作,放置输尿管支架扩张,待二期手术。退镜时如阻力明显,避免强行直线拖镜动作,改为缓慢旋转式退镜动作。输尿管撕脱的处理比较棘手,手术方式有输尿管膀胱再植术、膀胱瓣替代术、膀胱悬吊术、回肠代输尿管术和自体肾脏移植术等。

（5）置镜失败:输尿管开口狭窄或输尿管狭窄可能导致置镜失败,可以改用直径小的输尿管镜、输尿管球囊扩张等。上述方法仍不能置镜,可留置输尿管支架管扩张,改二期手术。如输尿管支架管也不能置入,根据狭窄的部位,可选择开放手术或经皮肾镜手术。

2. 术后早期并发症

（1）感染:因手术逆行灌注时间长、液体灌注压力大、感染性结石、全身抵抗力差等因素会导致术后感染并发症,感染程度从局部下尿路感染、上尿路感染、脓毒血症甚至到感染性休克不等,可表现为畏寒、发热、腰痛、尿路刺激征、脓毒血症的全身表现、多器官功能障碍综合征等。根据不同的感染类型,及时进行抗感染、支持治疗及维持血流动力学稳定和重要生命器官功能。

（2）血尿:术中输尿管损伤、输尿管支架管留置、结石碎屑等会导致术后血尿,一般血尿为轻度,嘱大量饮水可缓解。少数患者为严重持续的血尿,须用止血药、介入止血或输血支持处理。

（3）腰部不适、肾绞痛或尿路刺激征:该类症状比较常见,通常是输尿管支架管留置、结石碎屑刺激导致。嘱患者多饮水,服用托特罗定或坦索罗辛等以缓解症状。

3. 术后晚期并发症

（1）输尿管狭窄:结石长期嵌顿导致输尿管息肉形成,术中输尿管损伤、穿孔,输尿管支架管刺激等可导致输尿管狭窄的发生。术后随访发现肾积水可能提示输尿管狭窄形成。可通过 CT 增强尿路成像、磁共振尿路成像检查或逆行肾盂造影确诊。根据输尿管狭窄的程度有不同的处理方法:输尿管球囊扩张、经尿道或经皮输尿管内切开、金属支架植入、输尿管膀胱再植、膀胱瓣替代术、舌黏膜或回肠代输尿管术以及开放输尿管成形术等。

（2）输尿管支架管相关并发症：输尿管支架管不能拔除常见于支架管留置时间长，支架管表面石街形成，阻碍支架管拔除。须在输尿管镜下将支架管表面的结石行钬激光碎石术后拔除。输尿管支架管移位较常见，拔除输尿管支架管前常规行尿路平片检查，当发现输尿管支架管移位至上尿路时，准备输尿管镜下拔管。少数女性患者会出现输尿管支架管自行异位至体外。输尿管支架管遗忘较少见，部分患者会在术后数年或数十年才偶然发现输尿管支架管仍遗留在体内，输尿管支架管表面大量石街形成，须在输尿管镜下拔除或行肾切除。为了避免输尿管支架管遗忘，患者出院前床位医生务必同时口头告知拔管及书面告知拔管。

（3）结石残留或石街形成：行输尿管硬镜碎石术时若结石负荷大或存在输尿管梗阻，术后拔管后可能出现结石残留或石街形成。可多饮水及多活动，服用坦索罗辛，促进排石，如残留结石仍未排出，可行体外冲击波碎石或再次行输尿管镜碎石。

（五）注意事项

1. 术前严格控制适应证，输尿管中下段大于1cm结石首选，术前常规行CT增强尿路成像检查，了解患者有无结石远端梗阻。

2. 术前行尿常规检查及尿液培养，当输尿管结石合并感染时，须先控制感染再处理结石，术中发现尿液浑浊须及时中止手术。

3. 控制手术时间及灌注压力以降低术后感染并发症的发生率。

4. 初学者从学习输尿管镜治疗输尿管下段结石开始，行输尿管上段结石手术退镜时须缓慢旋转退镜，避免发生输尿管撕脱并发症。

5. 术后及时处理感染，预防脓毒血症等严重并发症。

二、输尿管软镜碎石术

临床实践中发现输尿管硬镜本身固有的缺陷，其镜体不可弯曲，因此无法处理肾结石，且对于一些输尿管上段结石因硬镜碎石过程中结石上移入肾内的情况也不能进行相应处理。临床上迫切需要镜体能够弯曲的输尿管镜，即输尿管软镜，用于上尿路结石特别是输尿管上段结石和肾结石的微创治疗。

针对输尿管软镜的报道比硬镜要早，虽然Marshal已于1964年首次开展临床应用并在随后几年由Takagi和Bush等人陆续报道，但由于软镜本身的缺陷，使得它未能被广泛应用。直至1971年，Olympus公司设计出世界首条主动弯曲输尿管软镜，该技术才开始应用于临床。得益于成像技术的进步，近年来随着纤维输尿管软镜（图 3-1）、电子输尿管软镜（图 3-2）、一次性电子输尿管软镜（图 3-3）和机器人辅助输尿管软镜的开发和应用,现今输尿管软镜较早期相比,显示图像更清晰、管径更纤细且弯曲度更大,可达双向 270° 弯曲角度,兼有主 / 被动弯曲,可进入各个肾盏。

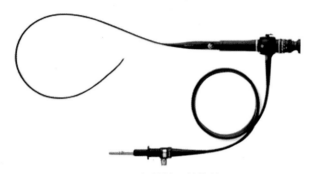

图 3-1　纤维输尿管软镜

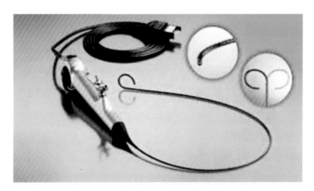

图 3-2　电子输尿管软镜

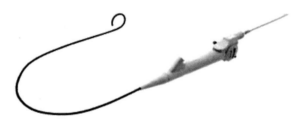

图 3-3　一次性电子输尿管软镜

输尿管软镜钬激光碎石术（flexible ureterorenoscopic lithotripsy, FURS）治疗上尿路结石,是目前及将来上尿路结石治疗技术的主要发展方向,其具有独特优势:首先,利用人体的自然腔道——泌尿道,无须做任何通道或体表切口,是真正意义上的微创技术,微创、安全、恢复快。其次,钬激光设备是目前世界上最有效的体内碎石设备,可以粉碎所有成分的泌尿系统结石,它与输尿管软镜有机地结合,可以达到高效碎石、有效止血及同时处理肾盏颈口狭窄等多重功效。最后,应用此项技术可以将肾结石粉碎成 3mm 以下的碎末,达到"粉末化碎石",结石碎末很容易随尿液排出体外;对于较大的结石碎片,可以应用套石篮在直视下将其取出体外,大大提高了肾结石碎石后的结石清除率。因此,输尿管软镜钬激光碎石术在临床应用越来越广泛(图 3-4)。新型输尿管镜的成功研发与应用,大大提高了对上尿路结石的疗效,不仅使应用 FURS 治疗输尿管结石和肾脏结石的比例越来越高,占整个尿路结石病例的 49%~59%,而且降低了手术并发症的发生率[6]。

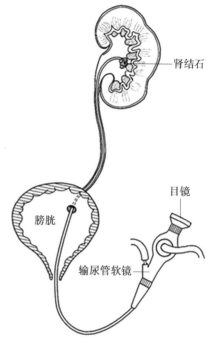

图 3-4　输尿管软镜治疗肾结石示意图

(一)适应证

1. 输尿管结石,尤其是输尿管中、上段结石。

2. 肾结石(直径≤2cm),ESWL 治疗无效或患者不愿意行 ESWL。

3. 行 ESWL 治疗后残留的肾下盏结石。

4. 伴肾盏颈狭窄的肾盏憩室内结石。

5. 极度肥胖的肾结石患者。

6. 伴有轻度出血倾向或不能停用抗凝血药的肾结石患者。

7. X 线检查阴性的肾结石。

8. 结石并发可疑的肾盂或肾盏尿路上皮肿瘤。

9. 输尿管上段、肾盏或者肾盂内异物(例如 DJ 管)。

10. 输尿管上段、肾盏或者肾盂出血电灼止血。

11. 输尿管上段或者输尿管肾盂连接部(UPJ)狭窄。

(二)禁忌证

1. 不能控制的全身出血性疾病。

2. 严重的心肺功能不全,无法耐受手术。

3. 未控制的泌尿系统感染。

4. 严重尿道狭窄,腔内手术无法解决。

5. 严重髋关节畸形,截石位困难。

（三）手术方法及技巧

输尿管软镜钬激光碎石术操作步骤如下:

1. 输尿管硬镜检查和导丝置入　一般行输尿管软镜碎石之前,先行输尿管硬镜检查。半硬性输尿管镜自尿道进入膀胱,在导丝引导下沿输尿管开口经输尿管达到输尿管肾盂连接部(ureteral-pelvis junction,UPJ)下方(如经输尿管镜插入导丝困难,可改用膀胱镜或者在X线监视下进行),一方面扩张输尿管开口和膀胱壁间段,为后面的输尿管软镜输送鞘(ureteral access sheath,UAS)的置入做准备;另一方面检查输尿管行径有无狭窄、结石、异物或肿瘤。如无异常发现,留置导丝,退出输尿管硬镜。

建议初学者经输尿管硬镜向输尿管内插入两根导丝至肾盂,一根作为工作导丝,用于置入UAS或输尿管软镜;另一根作为安全导丝,术中全程留置于肾盂内。一旦出现肾盂穿孔、出血等严重并发症时可沿安全导丝置入双J管,随时终止手术。

2. UAS和输尿管软镜置入　沿工作导丝置入UAS,UAS头端位于结石下方或UPJ下方0.5~1cm处。然后经UAS插入输尿管软镜至肾盂内,依次观察肾盂、肾中盏、肾上盏和肾下盏,寻找到结石后,选用200μm的钬激光光纤进行碎石。

如遇到UAS置入困难,多由于输尿管壁间段狭窄或输尿管管腔较细,此时可用球囊或输尿管扩张器械进行扩张,或者在X线监视下进行。如扩张后置入UAS仍困难或上行途中遇到阻力,切忌暴力强行插入,以免造成输尿管损伤或者穿孔。此时应退出UAS,留置双J管,被动扩张1~2周后,二期行输尿管软镜碎石术。

3. 碎石　目前,输尿管软镜的碎石方式包括粉末化碎石、碎块化碎石、爆米花碎石。应根据结石的大小、硬度、位置和尿路的解剖结构等因素灵活应用上面3种碎石技术的一种或者几种联合应用(详见第二章第二节中"钬激光能量参数和碎石技术"部分)。

4. 套石

（1）对于肾下盏结石,如原位碎石困难,可以应用套石篮将结石移位至肾盂或者肾中、上盏比较容易碎石的部位,再进行碎石。对于肾脏解剖结构变异或肾下盏嵌顿性结石,原位碎石或者移位碎石都很困难者,此时应停止输尿管软镜碎石术,改用超微通道经皮肾镜碎石术(SMP)或者超细通道经皮肾镜碎石术(UMP),以免引起肾组织损伤、出血或光纤断裂及输尿管软镜的损坏。

（2）对于碎石后较大的结石碎块（直径 >3mm）或较大的肾下盏结石碎块,估计术后自行排出困难者,宜应用套石篮将较大的结石碎块取出至患者体外,以提高结石清除率,取出的结石碎块还可以做结石成分分析。

5. **放置双 J 管**　碎石完成后,应按序仔细检查各个肾盏、肾盂及输尿管,以防止结石残留。然后在直视下边退 UAS 边退输尿管软镜,观察患者有无输尿管损伤或明显出血,最后放置双 J 管。如无明显集合系统或输尿管损伤、出血、感染或结石残留等情况,一般双 J 管放置 1 周左右;如在退镜过程中发现肾集合系统或输尿管损伤、感染等情况,则应根据损伤程度及感染情况放置双 J 管 2~4 周。

（四）并发症及处理

40 多年来,随着输尿管软镜设备、辅助器械、碎石装置及输尿管软镜技术的发展,输尿管软镜碎石术的并发症虽较过去已明显降低,然而仍有一定的发生率,据报道总的并发症发生率为 7%~15%[7]。因此,加强对输尿管软镜手术技术的培训与学习,掌握其适应证、禁忌证以及正确的操作规范等,是减少和防止并发症发生的关键。

1. **近期并发症及处理**

（1）输尿管黏膜损伤或假道形成:据报道发生率为 0.13%~9.5%。导丝、输尿管镜、UAS 置入或者上行以及输尿管扩张、碎石、套石篮取石等过程中都有可能发生,特别是遇输尿管扭曲或管腔狭窄,或钬激光碎石过程中,光纤接触输尿管黏膜等情况,皆易引起输尿管黏膜损伤或假道形成。

处理:一旦发生输尿管黏膜损伤或假道形成,如为轻度损伤,则可继续手术,术后放置双 J 管引流 1~2 周即可;如为严重损伤,术后应放置双 J 管引流 2~4 周。

（2）输尿管、肾盂穿孔:据报道发生率为 0.3%~7.4%。可发生于导丝或输尿管导管插入时,特别是当有明显输尿管梗阻（如嵌顿性结石）或输尿管扭曲时,以及在既往有输尿管手术史和输尿管解剖结构发生改变的患者。如果导丝或输尿管导管在插入过程中遇到阻力,此时切忌暴力插入,可通过输尿管导管行逆行肾盂造影检查,以显示输尿管的解剖结构。一旦确定梗阻来源,要采取纠正性措施后才能继续手术。输尿管、肾盂穿孔也可发生在输尿管镜进镜过程中或碎石手术操作时,或由于 UAS 不能进入 UPJ 下方,灌注液回流不畅,加上长时间碎石,大量灌注液使集合系统过度膨胀等,引起输尿管、肾盂穿孔。因此,当输尿管软镜或 UAS 插入过程中遇到阻力或行进困难时,切忌暴力强行插入,可在 X 线监视下操作,以降低进镜或放置 UAS 引起穿孔的发生率。

处理:一旦发生穿孔或伴有出血影响视野导致手术无法进行,此时需要终止手术。对小的穿孔可通过安全导丝放置双 J 管引流 2~4 周；如穿孔严重或双 J 管无法放置，则应进行手术修补。

（3）输尿管撕脱伤：据报道发生率为 0.04%~0.9%，是输尿管软镜碎石术最严重的并发症。通常发生在输尿管的上段 1/3，因为该段输尿管肌层较薄弱。多发生在使用套石篮套取较大的结石时，这时带有部分输尿管结构的结石会被一起呈"套袖状"拉出；或者发生于输尿管狭窄时强行退镜或者强行退出 UAS 时。因此，使用套石篮取石前，应先将较大的结石碎成较小的碎块后再行套石。当遇到因套石篮套取结石过大在输尿管管腔受阻时，切忌暴力强行拉取套石篮，此时应松开套石篮内的结石，将结石碎成小的碎块后再行套石；如套石篮内的结石无法松开，可经输尿管软镜操作通道插入细光纤将套石篮内的结石击碎后再进行套石。如遇因输尿管狭窄 UAS 进入输尿管受阻，此时不宜强行插入 UAS，可应用球囊或其他输尿管扩张器先对狭窄段进行扩张；如扩张后 UAS 仍插入困难，可先放置双 J 管被动扩张，待 1~2 周后再行二期手术。这些方法可有效防止输尿管撕脱并发症的发生。

处理：如果已经发生输尿管撕脱伤，根据撕脱的具体部位和长度，选择输尿管肾盂吻合术、输尿管膀胱吻合术、Boari 膀胱瓣替代术、回肠代输尿管术或自体肾移植术等手术，重建输尿管。

（4）尿脓毒血症和感染性休克：据报道行输尿管镜碎石术后尿路感染的发生率为 0.2%~15%，其中尿脓毒血症发生率为 0.1%~4.3%[8]。尿脓毒血症患者如不及时发现，给予及时、正确的治疗，会引起感染性休克，甚至导致生命危险，死亡率高达 20%~40%。

以往尿脓毒血症的诊断标准是依据全身炎症反应综合征（SIRS）的表现，但由于其特异性太低，不能真正反映脓毒血症和感染性休克的本质，对临床的指导意义有限，因此 SIRS 的概念已不再使用。而最新的脓毒血症诊断标准（Sepsis-3）中，序贯性器官衰竭评估（SOFA）评分被用作尿脓毒血症新的诊断标准，当 SOFA 评分≥2 时（表 3-1）[9]，提示感染患者出现了器官衰竭的急性变化，出现了脓毒血症。由于 SOFA 评分系统比较复杂，检查结果耗时，因此推出了 SOFA 的精简形式——quick SOFA（简称 qSOFA）。当患者出现：①呼吸频率≥22 次 /min；②意识改变；③收缩压（SBP）≤100mmHg。此时 qSOFA≥2，提示患者出现了脓毒血症，是脓毒血症的直接预警指标，而且预示其总死亡风险约为 10%，应予以高度重视并进行及时、正确的治疗干预，否则尿脓毒血症进一步发展会导致感染性休克。

表 3-1　序贯性器官衰竭评估（SOFA）评分

器官、系统	指标	得分
呼吸系统		
氧合指数 /mmHg（kPa）	≥400（53.3）	0
	<400（53.3）	1
	<300（40.0）	2
	<200（26.7）+ 机械通气	3
	<100（13.3）+ 机械通气	4
凝血系统		
血小板计数 /（ ×10³/μl）	≥150	0
	<150	1
	<100	2
	<50	3
	<20	4
肝脏		
血清胆红素浓度 /[mg/dl（μmol/L）]	<1.2（20）	0
	1.2~1.9（20~32）	1
	2.0~5.9（33~101）	2
	6.0~11.9（102~104）	3
	>12.0（204）	4
心血管系统		
药物剂量/[μg/（kg·min）]	平均动脉压≥70mmHg	0
	平均动脉压 <70mmHg	1
	多巴胺≤5 或多巴酚丁胺（任意剂量）	2
	多巴酚丁胺 >5 或（去甲）肾上腺≤0.1	3
	多巴酚丁胺 >15 或（去甲）肾上腺 >0.1	4
中枢神经系统		
格拉斯哥（Glasgow）昏迷评分[①]	15	0
	13~14	1
	10~12	2
	6~9	3
	<6	4
肾脏		
血清肌酐浓度 /[mg/dl（μmol/L）]	<1.2（110）	0
	1.2~1.9（110~170）	1
	2.0~3.4（171~299）	2
	3.5~4.9（300~440）或尿量 <500ml/d	3
	>5.0（440）或尿量 <200ml/d	4

注：①格拉斯哥昏迷评分范围为 3~15。

感染性休克新的诊断标准：在脓毒血症和充分液体复苏的基础上，存在持续性低血压，须使用血管升压药物才能维持平均动脉压（MAP）在65mmHg以上，乳酸水平 >2mmol/L（>18mg/dl）。血降钙素原（PCT）和 C 反应蛋白（CRP）对诊断尿脓毒血症和对感染性休克早期预警价值不大，但对于其诊断、评估治疗效果有一定价值。有研究表明，输尿管镜碎石术后 2 小时血白细胞降至 2.85×10^9/L 时，其预测感染性休克的灵敏度为 95.9%，特异度为92.7%[10]。

处理：一旦尿脓毒血症和感染性休克诊断明确，应立即进行综合治疗。①早期复苏：包括吸氧，液体复苏，纠正水、电解质失衡，应用血管活性药等。②抗生素应用：应在明确诊断1h内立即静脉应用经验性的、针对所有可能的致病微生物（病毒、细菌和 / 或真菌）的一种或多种药物。此后根据药敏试验结果进行抗菌药物调整，结合患者临床情况降级到最恰当的单药治疗。③器官和系统功能支持：包括循环功能、呼吸功能、肾脏等器官功能的支持。④感染源控制：及时解除泌尿系统梗阻，如放置双 J 管或经皮肾穿刺造瘘，除去异物，控制感染源。⑤免疫调节及炎症控制治疗。

在最初的 6 小时内，早期复苏目标应达到如下标准：平均动脉压≥65mmHg，尿量≥0.5ml/（kg·h），中心静脉压（CVP）达到 8~12cmH$_2$O，中心静脉血氧饱和度（ScvO$_2$）≥0.70，乳酸水平正常。

预防：术前控制尿路感染非常重要，包括术前常规行尿液培养和药敏试验，对于术前存在尿路感染的患者，须行积极的抗感染治疗，待感染被控制后再行输尿管镜碎石术。术中避免高压灌洗或长时间操作。一旦发现肾积脓或脓性尿液，放置双 J 管引流，及时终止手术，术后积极抗感染及抗休克治疗，并密切观察患者生命体征变化，待感染控制后二期行软镜碎石手术。

2. 远期并发症及处理　输尿管狭窄是输尿管镜碎石术后远期并发症中最重要的一种，据报道发生率约为 3%。由于输尿管狭窄易引起上尿路梗阻和肾功能损害，术后又容易复发，一直是临床治疗的难点，充满挑战。输尿管黏膜损伤、假道形成或穿孔及输尿管组织热损伤、缺血等都会造成输尿管狭窄。一旦发现输尿管狭窄持续存在，应使用腹部平片（KUB）加静脉肾盂造影（IVU）/ 计算机体层成像尿路造影（CTU）、逆行尿路造影以及内镜检查等方法确定狭窄的部位和程度。

处理：

（1）如果输尿管的狭窄段较短，可行球囊扩张或内镜下冷刀切开治疗，并进行密切随访。

（2）如果输尿管的狭窄段较长，或伴有明显的输尿管周围组织纤维化，可行输尿管修复手术，切除输尿管的狭窄段后，根据输尿管的狭窄部位和长度的不同,行输尿管端端吻合术、腰大肌套卷术或 Boari 膀胱瓣替代术。也可用回肠 - 输尿管替代术或自体肾移植术来治疗输尿管的长段狭窄。

（3）近年来,随着腔内镜技术的发展和新型输尿管支架的研发与应用,普通腹腔镜下或机器人辅助腹腔镜下回肠代输尿管术、膀胱瓣代部分输尿管甚至全长输尿管、颊黏膜或舌黏膜代输尿管以及 Allium 覆膜金属输尿管支架或 Memokath 新型热膨胀镍钛金属输尿管支架植入术等技术治疗长段输尿管狭窄,取得了满意的疗效。

（五）注意事项

输尿管软镜激光碎石术作为目前世界先进的泌尿系统结石微创治疗技术,具有微创、安全、高效的特点,但术后仍应注意以下事项:

1. 输尿管软镜激光碎石术是经尿道外口进入肾脏集合系统的闭合通道进行手术,对于结石合并感染患者,术前应严格控制感染,或放置双 J 管或肾造瘘管充分引流尿液,待感染控制后再行碎石手术。

2. 术中要保持肾盂内低压,肾盂压力应 <40cmH$_2$O,以减少感染和脓毒血症的发生。

3. 控制手术时间,对于负荷大的大结石或感染性结石,应采取分期手术以缩短手术时间,降低感染发生率。建议手术时间 <60 分钟。

4. 鼓励患者术后多饮水,有利于术后结石碎渣排出体外。

5. 双 J 管拔除前,不宜剧烈运动,如跑、跳、跳广场舞、爬楼梯、游泳、打球等,以免出现或者加重血尿。

6. 双 J 管拔除前,不要憋尿,以免尿液反流引起腰酸等不适。

7. 术后双 J 管可能会自行滑脱至膀胱或者尿道内,引起尿失禁,或者随小便自行排出体外,此时不要惊慌,应及时到医院就诊、处理。

8. 千万不要忘记术后拔除双 J 管。一般术后 1 周至 1 个月或者根据出院时医嘱,按时到医院复诊,根据医生安排拔除双 J 管。

三、经皮肾镜碎石术

（一）经皮肾镜碎石术类型

经皮肾镜碎石术(percutaneous nephrolithotomy, PNL)及外冲击波碎石术(extracorporeal shock wave lithotripsy, ESWL)是目前治疗上尿路结石的主要方法。相比于 ESWL 或者经输尿管镜碎石术(URL),PNL 碎石效率更高,是处理大体积肾结石的一线治疗方案。PNL 的历史可以追溯到 1941 年,Rupel 和 Brown 通过肾造瘘口手术取石;1976 年,Fernstrom 和 Johannson 建立经皮肾穿刺通道取石成功;近年来,随着腔内成像技术及碎石设备的发展,PNL 技术日新月异,通道更小并更微创的经皮肾通道技术开始出现,包括微通道经皮肾镜（mini PNL）、超细通道经皮肾镜碎石术（ultra-mini PNL, UMP）、超微通道经皮肾镜碎石术（super-mini PNL, SMP）、针状肾镜（needle-perc）等；PNL的应用范围被不断扩大（表3-2）。

表3-2　经皮肾镜碎石术（PNL）的分类及对比

项目	标准通道PNL（SPNL）	微通道经皮肾镜（miniPNL）	超细通道经皮肾镜碎石术（UMP）	超微通道经皮肾镜碎石术（SMP）	可视穿刺PNL（micro-PNL）	针状肾镜（needle-perc）
适应证	所有大小结石	几乎所有大小结石	直径1.8cm以下结石	直径2.5cm以下结石	直径2.0cm以下结石	直径1.5cm以下结石
外鞘直径/F	24~30	14~22	11.0	10~14	4.85	4.2
碎石工具	激光、气压弹道、超声碎石机	激光、气压弹道、超声碎石机	激光	激光	激光	激光
排石方式	经鞘	经鞘	经鞘	经鞘	自然排石	自然排石

不同的微通道PNL的发展历史及特点如下：

1. **微通道经皮肾镜（mini PNL）**　2002年，德国的Lahme在文章中指出，应用20F的扩张鞘可以更容易地清除肾结石并降低出血风险，并称之为mini PNL。此后，较小尺寸的扩张鞘和肾镜在世界各地被广泛制造和使用。然而，18~22F mini PNL的通道是否比28~30F标准通道PNL（standard PNL）的通道损伤更小目前仍然存在争议。曾国华等[11]开展的多中心随机对照试验（RCT）表明mini PNL达到了不低于标准通道PNL的结石清除率，同时具有出血量更小、术后疼痛轻和住院时间短等优点。mini PNL手术碎石可以通过激光、气压弹道或者超声碎石等方式进行。较小的结石碎块可以通过鞘体冲出，较大碎块则可以选择异物钳夹取。

2. **超细通道经皮肾镜碎石术（ultra-mini PNL, UMP）**　在2010年，印度的Desai及其同事开发了他们称之为ultra-mini PNL（UMP）的产品，并于2013年发表第一篇关于UMP的文章[12]。有观察性研究表明，当穿刺扩张直径超过15F，肾实质可能发生撕裂伤，并引发出血。UMP的外鞘直径被设计在11F或13F，并带有一个侧端口，连接在一个与内腔平行的薄管上。其他设备包括一个1mm大小、17 000像素分辨率的镜头及直径6F、带有两个端口

（一个用于注水，一个用于激光光纤）的内鞘。碎石是通过 200μm 或者 365μm 的钬激光完成的。碎石的目的是制造 1.5~2.0mm 的结石碎块。在碎石结束时，通过流体动力学冲出结石碎块，无须使用取石篮或取石钳。因碎石速度比标准 PNL 慢，并且术中需要进行多路液体灌注，因此该技术仅限于去除中等或小体积（直径小于 1.8cm）的结石，或作为鹿角形肾结石清除过程中的辅助步骤。

3. **超微通道经皮肾镜碎石术（super-mini PNL，SMP）** 2014 年，我国的曾国华发明超微通道经皮肾镜碎石术（super-mini PNL，SMP）系统（图 3-5、图 3-6）。该系统主要由超细肾镜、灌注负压吸引鞘、智能灌注泵等设备组成[13]。直径 8F 的肾镜，拥有 3.3F 的工作通道，可置入 550μm 的激光光纤、直径为 0.8mm 的弹道碎石探头或直径小于 3.0F 的套石篮或取石钳。灌注负压吸引鞘包括直鞘和 Y 形负压吸引手柄。直鞘的外径为 10~14F，为双层金属结构，双层中的空间作为灌注液的通道，鞘的中心管腔作为负压吸引的通道。Y 形负压吸引手柄包括带开关的灌水入口、直管以及与直管成 45° 夹角的负压吸引通道，又被称为三叉接头。SMP 的特点包括：使用灌注负压吸引鞘，解决了超细肾镜灌注不足导致视野不清的问题；肾镜的工作通道可以使用 550μm 的激光光纤，碎石效率高；碎石可经鞘负压吸出，加快取石的速度，降低肾盂内压。因通道直径限制，SMP 取石效率依然较低，只适合于处理直径 <2.5cm 的肾结石。针对这一不足，曾国华教授还开发出增强版超微通道经皮肾镜碎石术（en-hanced super-mini PNL，ESMP），采用 18F 单层负压吸引鞘和 11F 肾镜，并通过 11F 肾镜的工作通道进行灌注，用于处理直径 >2.5cm 的肾结石。

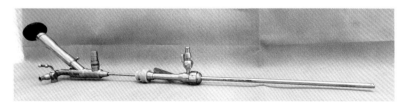

图 3-5　SMP 肾镜系统

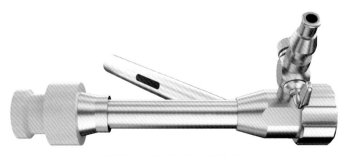

图 3-6　SMP 的三叉接头

4. **可视穿刺 PNL（micro-PNL）**　在 2010 年，Shaft 和 Bader 开发了一种称为"通视针"的可视穿刺系统。它的直径为 4.85F，可完全在直视下完成穿刺。经 Desai 改进后，一次操作即可完成穿刺，无须扩张通道，也可置入激光光纤用以碎石。穿刺是在超声或 X 线透视引导下完成，一旦针头进入集合系统，无须行通道扩张，可以在直视下使用 200μm 钬激光光纤进行粉末化或碎块化碎石[14]。具有出血量小、疼痛轻、无须留置造瘘管等优势。由于结石碎块无法被取出，这些碎块须自然排出。micro-PNL 对于儿科患者来说是一种很好的手术方式，也可以作为成人较大结石块移除的辅助手段，特别是一个小结石位于常规穿刺 PNL 不可及的另一个肾盏中。

5. **针状肾镜（needle-perc）**　2017 年，李建兴开发了针状肾镜（needle-perc）系统（图 3-7）。针状肾镜属于组合式肾镜，前半部为中空的穿刺鞘，外径为 4.2F，是目前世界上最细的肾镜操作通道；后半部为三通道，可接入激光光纤、光源设备及灌注液。应用针状肾镜在穿刺时可以通过置入的光纤做到直视下穿刺。在超声引导下穿刺时，超声影像与穿刺针内镜影像组成了"双保险"。相对于 micro-PNL 肾镜而言，针状肾镜不仅外径更细，同时在超声下其穿刺针尖端的磨砂结构更易被辨识，并且穿刺针还可与定位导航超声穿刺针相通用，有利于更精准地进行超声引导穿刺[15]。

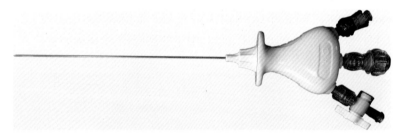

图 3-7　针状肾镜（needle-perc）

（二）PNL 适应证

1. **PNL 治疗肾结石的适应证**[16]　①直径 ≥2cm 的非肾下盏结石或 ≥1.5cm 的肾下盏结石；②肾盏憩室结石；③ESWL 或逆行输尿管软镜手术（retrograde intrarenal surgery，RIRS）治疗失败的任何大小的肾结石。对于小体积肾结石，既往首选的治疗方式是 ESWL 或 RIRS；近年来，随着微通道经皮肾镜的发展，PNL 的手术适应证也有了一定的拓展。然而，经皮肾镜通道越小，能治疗的结石负荷量也就越小。

2. **PNL 治疗输尿管结石的适应证**[16]　①直径 ≥1.5cm 的输尿管上段结石；②无法通过逆行途径治疗的任何大小的输尿管结石（如输尿管狭窄、尿流改道、输尿管膀胱再植等）。

（三）PNL禁忌证

PNL的绝对手术禁忌证[16]：①未经治疗的急性尿路感染；②患者存在未经纠正的凝血障碍。PNL的相对手术禁忌证：①妊娠期患者；②同侧肾合并肿瘤，或可能的穿刺通道周围合并肿瘤；③接受抗凝血治疗而且无法短期停药的患者；④严重的脊柱畸形导致无法建立通道的患者；⑤穿刺通道存在其他脏器导致目标肾盏无法进入（如肾后性结肠、肝、脾、肺等遮挡穿刺通道）。

（四）手术方法及技巧

PNL手术的主要步骤包括通道建立和碎石取石。通道建立是PNL难度最大和风险最高的步骤，通道越小，建立通道需要的步骤越少，手术并发症发生的风险就越低。与其他碎石工具相比，钬激光具备以下优势：①光纤细而且柔软，可适合各种内镜；②无坚不摧，可粉碎任何成分的结石。在术中需要根据PNL通道大小不同而选择不同的能量设置：①对于标准通道PNL（SPNL）和mini PNL，可将能量设置为60W或70W，利用高功率钬激光的震波效应、爆破效应及汽化效应，可大大提高碎石的效率；②对于微通道的PNL，则需要选择低能量设置，尽可能将结石击打成小的碎块或碎末，利于排出。具体手术方法和技巧有：

1. 麻醉　可采用全身麻醉（简称全麻）、腰硬联合麻醉、连续硬膜外麻醉等，术中加强血氧饱和度和心电监护，严密监测患者各项生命体征变化。

2. 体位　包括俯卧位、俯卧分腿位、仰卧位、侧卧位、斜卧位等，应注意患者的呼吸及四肢循环，对俯卧位的全麻患者要注意保护眼睛。

3. 定位　X线最为常见，超声的应用可以减少患者及术者受到的辐射剂量。

4. 通道　经皮穿刺通道大小的选择，应根据手术需要、肾脏的解剖、结石分布、术者经验及手术条件等决定。

5. 穿刺　超声引导或X线引导下用穿刺针穿刺目标肾盏，撤除针芯，留置单J形导丝，超声监控下确保导丝置入目标肾盏或者肾盂。再行逐级扩张或球囊扩张，建立皮肾通道。使用micro-PNL或needle-perc技术，则无须扩张，可在直视下进行穿刺。

6. 碎石　SPNL与mini PNL可选用钬激光、气压弹道或者超声探杆碎石；UMP技术可选用200μm或者365μm的钬激光；SMP可选用550μm的钬激光、直径为0.8mm的弹道碎石探头；micro-PNL或needle-perc可选用200μm钬激光。

7. **肾造瘘管及输尿管支架的放置**　应根据二次手术的可能性、术中出血、尿液外渗、输尿管梗阻、感染性结石等情况综合评估。

（五）并发症及处理

1. 感染 感染是 PNL 患者围手术期最常见的并发症之一。PNL 术后发热的发生率为 2.8%~32.1%[17]。影响术后发热的主要因素是手术时间和使用的冲洗液量,其临界值分别为 102 分钟和 23L,低于临界值术后发热的风险降低。是否对术前无感染证据的患者常规使用抗生素预防感染目前尚存争议,即便如此仍然有很多泌尿外科医生在培养阴性的情况下术前常规抗炎一周,很多研究表明,术前预防性使用抗生素可降低围手术期感染的发生率,特别是对于大而复杂的结石患者。

2. 出血 出血是经皮肾手术几乎不可避免的并发症之一,其中需要输血治疗的出血发生率为 1%~34%[18]。其中影响患者出血的因素包括医生个人的技术和经验、手术时间、术前患者是否患贫血或糖尿病、患者年龄、结石负荷增加及更大的通道等。术前详细的相关检查是减少出血并发症的必备手段之一,美国泌尿外科学会(AUA)推荐术前常规检查血常规、凝血功能、CT,以更好地制订手术计划。为了降低出血风险,对围手术期抗凝血药物,包括华法林、阿司匹林、氯吡格雷等,建议停药。

经肾盏穹窿沿肾盏颈长轴方向穿刺可以尽量避免血管损伤从而降低出血风险。术中避免过度大角度摆动操作鞘,一些单通道难以触及的部分可以考虑多通道。如果是静脉出血,停止手术后夹闭肾造瘘管通常可以解决问题。

除了术中出血外,术后出血也是常见并发症之一,其中约有 1% 的患者需要行血管造影栓塞术。延迟出血通常继发于动静脉瘘或假性动脉瘤,常发生在术后 1~3 周,行选择性肾动脉血管栓塞通常是有效的[19]。

3. 损伤

（1）胸膜损伤:这种并发症的发生概率为 0.3%~15.3%。穿刺点位置越高发生的概率越大,影像学研究表明,在最大呼吸状态下,经第 11 肋间隙穿刺损伤胸膜的概率约为 80%;若经第 12 肋间隙,则概率降低到 15%~30%。造瘘管拔除后大多数气体可自行吸收,少数需要行胸腔闭式引流。

（2）肠管损伤:属于比较少见的并发症,一般发生于结肠,发生率小于 1%。危险因素包括马蹄肾、结肠扩张、肾下极穿刺、左侧手术、既往有结肠手术史、高龄、女性。大多数情况下,对结肠损伤可保守治疗,尤其是对腹膜后损伤且一般情况稳定的患者。经腹损伤,存在明显腹膜炎,一般情况不稳定,出现败血症的患者可能需要开放手术治疗。

（3）实质器官损伤:包括肝损伤、脾损伤、胆囊损伤。均相对少见,穿刺点较高和肝脾大的患者损伤风险会增加。发生肝损伤时,肾造瘘管应保留在原位至少 7~10 日,使其压迫形成成熟的腔道。脾损伤一般会导致大量出血和低血容量性休克,极少数患者能保守治疗,大多数患者需要行脾切除术。

（4）下腔静脉损伤:由于 PNL 术中发生肾主要静脉分支损伤后造瘘管误入下腔静脉,而造成下腔静脉损伤。主要原因为:①穿刺定位时穿刺针及导丝直接进入了肾主要静脉;②扩张建立通道时进入过深,直接进入主要静脉;③碎石过程中发生了黏膜破损,造瘘管经破损处直接进入静脉内。处理方法:夹闭肾造瘘管一段时间后,具体时间长短目前没有统一说法,至少在打开造瘘管后没有活动性出血的情况下,在 X 线监视下,将造瘘管逐步从下腔静脉、肾静脉退出至集合系统内,然后进一步观察出血情况。一般患者的出血通过此保守方法都能得到控制。

4. 吸收综合征　术中冲洗液会被集合系统吸收,集合系统损伤、出血等会增加吸收液体的风险,从而导致循环超负荷,对于心肺功能或肾功能受损的患者影响较大。术中给予利尿药,降低冲洗压力,分期处理负荷量大的结石可以最大限度地减少相关并发症的发生率[20]。

5. 体温过低　核心体温低于 36℃ 定义为体温过低。引发体温过低的主要原因包括使用未预热的冲洗液、手术时间过长、体表浸湿、室温过低等。体温过低会导致血小板功能降低,机体耗氧量增加,引发心脏缺血或心律失常。可通过预热冲洗液,给手术床加装保温毯,控制手术时间来预防。

（六）注意事项

手术并发症会直接影响手术的效果,减少并发症对于新技术的开展尤其重要。

1. 首先要确保把握手术的适应证和手术时机,仔细选择患者并进行患者准备,可显著降低并发症发生率。

2. 通过术前尿液培养和对无菌尿液患者进行适当的抗生素治疗和预防以及精细的穿刺通路规划来降低感染风险是控制并发症的关键预防措施。

3. 结石的负荷、通路的数量和大小、手术持续时间、术前血红蛋白水平、术者的经验共同决定着并发症的发生率。

4. 大多数并发症都可以通过保守治疗来得到缓解,只有少数需要外科手段干预。因此,尽早察觉并发症的发生,及时、正确地处理,也是保证手术成功的关键。

第三节　铥激光在泌尿系统结石治疗中的应用

在过去的 20 年里,钬激光（Ho：YAG 激光）一直是激光碎石的黄金标准。然而,新型铥光纤激光（thulium fiber laser，TFL）的出现似乎比钬激光更有优势。TFL 的波长可在 1 810~2 100nm 调整。但目前临床应用于碎石的

TFL 设备,其使用的波长为 1 940nm。因而治疗尿路结石用的 TFL 设备,与专门用于前列腺消融和汽化的铥激光设备不同,后者为连续波铥激光器(波长约 2 000nm),不适合碎石[21]。

TFL 使用电子调制的激光二极管,它能够灵活变动激光参数:脉冲频率可达 2 200Hz,脉冲能量从很低到很高(0.005~6J),脉冲持续时间从短到很长(200 微秒到 12 毫秒),总功率可达 55W。虽然钬激光和 TFL 的能量都会被水高度吸收,然而,在 20℃时,波长为 2 090nm 的钬激光吸收系数为 31.8cm⁻¹,而波长为 1 940nm 的 TFL 的辐射更接近水的吸收峰,其吸收系数为 129.2cm⁻¹。对应于钬激光器的水光学穿透深度为 0.314mm,TFL 为 0.077mm。这意味着 TFL 的光学穿透深度比钬激光浅(约为其 1/4),碎石消融所需的阈值为钬激光的 1/4[22]。因而 TFL 具有如下优点:①在相同的碎石参数设置下,TFL 设备能够碎石消融的结石量明显高于钬激光;②TFL 可以使用比任何钬激光低得多的能量设置,同时获得相同的结石消融效果。

当使用结石粉末化设置时,TFL 在粉末化效率以及质量方面优于钬激光器,其产生的颗粒更细。使用 TFL 碎石时,反向冲击力很小,有时甚至没有反向冲击力,结石的移位更小。TFL 可以使用比钬激光更小的激光纤维(核心小到 50μm),从而在术中灌注、激光光纤的器械通过性、减少反向冲击力方面具有优势。

与高功率钬激光系统相比,TFL 机器体积为前者的 1/7,重量为其 1/8,能耗则为其 1/9。这种激光机器小型化的改变使得它的机动性获得很大的提升。在手术器械日益增多的今天,体积更小、效率高的机器更容易得到医生的青睐。由于其部件的耐用性,维护费用也低于钬激光机器[23]。

一、适应证

作为目前激光碎石的金标准,钬激光碎石在目前的泌尿系统结石治疗领域广泛被使用。TFL 治疗泌尿系统结石的适应证与钬激光基本相同,对于各种不同成分的泌尿系统结石均有较好的碎石效果,可广泛应用于膀胱结石、输尿管结石及肾结石的微创处理。另外,TFL 对组织热损伤深度约为钬激光的 25%,故而在处理输尿管嵌顿性结石、息肉包裹性结石、肾盏憩室合并结石方面具有一定优势。TFL 能够对憩室颈部有效切开,出血少,组织穿透浅,结痂层薄,不会导致严重的组织水肿,对预防术后憩室颈部再次狭窄有重要意义。而在输尿管结石伴明显息肉时,由于 TFL 在有碎石作用的同时也有汽化切割作用,在处理结石的同时可处理息肉,但仍需要注意,尽量避免过分接近输尿管。在一定程度上,可作为治疗输尿管结石并发息肉的首选治疗方法。

二、禁忌证

TFL 使用的禁忌证与钬激光相同。存在以下情况的患者无法接受 TFL 治疗：

1. 存在全身出血性疾病、重要脏器疾病及严重传染病的患者。
2. 存在严重畸形难以在手术过程中保持 TFL 技术要求体位的患者。
3. 存在肾内或肾周围急性感染且并未得到有效治疗或控制的患者。
4. 严重糖尿病、高血压、高脂血症等代谢性疾病且未经纠正治疗的患者。

三、手术技巧及能量设置

临床上，应用铥激光的手术方式与钬激光基本相同，包括膀胱镜下 TFL 碎石术，输尿管硬镜下 TFL 碎石术；输尿管软镜下 TFL 碎石术及经皮肾镜 TFL 碎石术。

由于 TFL 技术相对较新，根据相关文献的建议，TFL 碎石手术的能量根据结石部位的不同，其能量设置也不一样，具体为：

①肾结石输尿管软镜碎石术：0.1~0.2J/15~30W。②输尿管结石碎石术：0.2~0.5J/10~15W。③膀胱结石碎石术：2~5J/30~50W。④PNL：1~1.5J 和 15~30Hz，用于碎块化碎石；0.1~0.3J 和 50~100Hz，用于粉末化碎石。

在临床的实际使用中，笔者有以下建议：

对肾结石的粉末化处理，可尝试使用参数 0.3J 和 30Hz。如果碎石未达到理想的状态，那么可逐渐提升能量，但不要超过 0.9J。在输尿管中使用 TFL 时，功率一般保持在 30W 以下。如果依旧不能够达到快速碎石的效果，则可以逐渐提升 TFL 的频率。

对输尿管结石的粉末化处理，可尝试使用参数 0.3J 和 20Hz，同时观察碎石的效果。如果结石未击碎，那么逐渐提升能量直至 0.9J，在使用软镜时，功率则保持在 20W 以下。同样，如果碎石速度偏慢，可以提高 TFL 频率。

需要指出的是，这些都是笔者初步的经验及建议。由于其在临床使用的时间还不算长，还需要在临床实践中不断摸索，积累经验，总结出更加理想的能量参数模式，以便更好地应用于临床。

四、并发症及处理

虽然 TFL 由于其物理特性，其波长最接近水分子吸收的峰值，能够被组织中水分子高效吸收而不损伤周围组织，穿透深度仅有 0.2mm，具有较高的安全性。但在碎石手术过程中依然会出现如输尿管穿孔、热损伤造成的狭窄、术后瘢痕形成等类似钬激光碎石术过程中出现的并发症。另外，虽然 TFL 穿透深度浅,但如在处理输尿管息肉时过分追求将息肉清除干净,也会造成输尿管穿孔。TFL在碎石后出现的并发症与钬激光也基本相同,可参照钬激光并发症处理。

五、注意事项

TFL作为一种新型的激光碎石装置,其碎石效率优于传统的钬激光,因此应根据患者结石的部位、大小、硬度的不同,及时调整TFL的碎石能量参数,确保高效碎石。其他注意事项与钬激光碎石相同(参见本章第二节"钬激光在泌尿系统结石治疗中的应用"相关内容)

参 考 文 献

[1] ASSIMOS D, KRAMBECK A, MILLER N L, et al. Surgical Management of Stones: American Urological Association/Endourological Society Guideline, PART I [J]. J Urol, 2016, 196 (4): 1153-1160.

[2] BADER M J, EISNER B, PORPIGLIA F, et al. Contemporary management of ureteral stones [J]. Eur Urol, 2012, 61 (4): 764-772.

[3] RAZDAN S, SILBERSTEIN I K, BAGLEY D H. Ureteroscopic endoureterotomy [J]. BJU Int, 2005, 95 (Suppl 2): 94-101.

[4] 吴志坚,曹阳,卢昭旺,等. 输尿管镜腔内手术中的困难与对策 [J]. 中国内镜杂志, 2002, 8 (3): 100-101.

[5] 胡卫国,苏博兴,李建兴. 影响钬激光碎石效率的细节问题:参数设置及光纤使用 [J]. 临床泌尿外科杂志, 2017, 32 (4): 267-269.

[6] 吴忠,高小峰,王路加. 上海泌尿系结石诊治的回顾与展望 [J]. 上海医学, 2021, 44 (7): 465-469.

[7] SOMANI B K, GIUSTI G, SUN Y, et al. Complications associated with ureterorenoscopy (URS) related to treatment of urolithiasis: the Clinical Research Office of Endourological Society URS Global study [J]. World J Urol, 2017, 35 (4): 675-681.

[8] BAS O, TOYGUN C, DEDE O, et al. Factors affecting complication rates of retrograde flexible ureterorenoscopy: analysis of 1 571 procedures—a single-center experience [J]. World J Urol, 2017, 35 (5): 819-826

[9] SINGER M, DEUTSCHMAN C S, SEYMOUR C W, et al. The third international consensus definitions for sepsis and septic shock (sepsis-3) [J]. JAMA, 2016, 315 (8): 801-810.

[10] WU H, ZHU S, YU, S, et al. Early drastic decrease in white blood count can predict uroseptic shock induced by upper urinry tract endoscopic lithotripsy: a translation study [J]. J Urology, 2015, 193 (6): 2116-2122.

［11］ZENG G, CAI C, DUAN X, et al. Mini percutaneous nephrolithotomy is a noninferior modality to standard percutaneous nephrolithotomy for the management of 20-40mm renal calculi：a multicenter randomized controlled trial［J］. Eur Urol, 2021, 79（1）：114-121.

［12］DESAI J, SOLANKI R. Ultra-mini percutaneous nephrolithotomy（UMP）：one more armamentarium［J］. BJU Int, 2013, 112（7）：1046-1049.

［13］ZENG G, ZHU W, LIU Y, et al. The new generation super-mini percutaneous nephrolithotomy（SMP）system：a step-by-step guide［J］. BJU Int, 2017, 120（5）：735-738.

［14］DESAI M R, SHARMA R, MISHRA S, et al. Single-step percutaneous nephrolithotomy（microperc）：the initial clinical report［J］. J Urol, 2011, 186（1）：140-145.

［15］肖博，李建兴，胡卫国，等. 针状肾镜治疗上尿路结石的初步应用经验［J］. 中华泌尿外科杂志, 2019, 39（2）：96-99.

［16］黄健. 中国泌尿外科和男科疾病诊断治疗指南（2022版）［M］. 北京：科学出版社, 2022：389-432.

［17］TEFEKLI A, ALI KARADAG M, TEPELER K, et al. Classification of percutaneous nephrolithotomy complications using the modified clavien grading system：looking for a standard［J］. Eur Urol, 2008, 53（1）：184-190.

［18］SAID S H, AL KADUM HASSAN M A, ALI R H, et al. Percutaneous nephrolithotomy：alarming variables for postoperative bleeding［J］. Arab J Urol, 2017, 15（1）：24-29.

［19］SRIVASTAVA A, SINGH K J, SURI A, et al. Vascular complications after percutaneous nephrolithotomy：Are there any predictive factors？［J］. Urology, 2005, 66（1）：38-40.

［20］KUKREJA R A, DESAI M R, SABNIS R B, et al. Fluid absorption during percutaneous nephrolithotomy：Does it matter？［J］. J Endourol, 2002, 16（4）：221-224.

［21］HERRMANN T R, LIATSIKOS E N, NAGELE U, et al. Guidelines on lasers and technologies［J］. Eur Urol, 2012, 61（4）：783-795.

［22］HARDY L A, VINNICHENKO V, FRIED N M. High power holmium：YAG versus thulium fiber laser treatment of kidney stones in dusting mode：ablation rate and fragment size studies［J］. Lasers Surg Med, 2019, 51（6）：522-530.

［23］KRONENBERG P, TRAXER O. The laser of the future：reality and expectations about the new thulium fiber laser-a systematic review［J］. Transl Androl Urol, 2019, 8（Suppl 4）：S398-S417.

第四章

激光治疗良性前列腺增生

第一节　良性前列腺增生的临床表现及处理

良性前列腺增生（benign prostatic hyperplasia, BPH）是中老年男性常见的排尿障碍性疾病，是泌尿外科临床诊疗中最为常见的疾病之一。主要表现为组织学上的前列腺间质和腺体成分增生，解剖学上的前列腺增大，尿动力学上的膀胱出口梗阻和以下尿路症状（lower urinary tract symptoms, LUTS）为主的临床症状。

BPH 发病率随着年龄的增长而升高，同时其庞大的患者人群以及高昂的医疗费用已经成为一种社会问题。随着我国国民经济水平的不断发展及社会老龄化的到来，BPH 的临床诊疗在未来的数十年内将可能成为我国泌尿外科临床工作及医疗卫生事业发展的重要课题。

一、良性前列腺增生的临床表现

BPH 患者的主要表现为 LUTS，包括排尿期症状、储尿期症状及并发症症状。排尿期症状包括尿流无力、排尿时间延长、排尿困难、排尿踌躇、排尿间断、排尿不尽、尿后滴沥等。储尿期症状包括尿频、夜尿次数增多、尿急、尿失禁等。并发症症状包括尿路感染、血尿、膀胱结石、急性尿潴留等。

（一）排尿期症状

1. **尿流无力**　大多数男性有时需要贴近便池才能排尿，排尿快结束时尿流更加无力。随着年龄增加，严重困扰老年人的生活。

2. **排尿时间延长**　由于排尿无力，单位时间内排出的尿液减少，排尿总时间延长。

3. **排尿困难**　当梗阻严重到一定程度时，在排尿开始或结束时需要腹部用力以增加膀胱内压力，帮助完成排尿。

4. **排尿踌躇**　即有尿意去排尿和真正开始排尿之间的耽搁。其时间从数秒到十几分钟。

5. **排尿间断**　即排尿时尿流一次或几次非自主性地终止和重新开始。

6. **排尿不尽**　膀胱没完全排空的感觉。

7. **尿后滴沥**　缺乏终止排尿的能力通常称尿后滴沥。尿后滴沥可能持续几秒钟或更长时间。

（二）储尿期症状

1. **尿频**　指排尿频率增加。正常人白天排尿 3~6 次,夜尿 0~1 次。尿频者 24 小时排尿 >8 次,夜间排尿 >2 次,每次尿量 <200ml,伴有排尿不尽感。通常一致的看法是在两次成功排尿之间超过 3 小时是正常的,少于 1 小时多不正常。

2. **夜尿次数增多**　在睡眠期间由于有尿意而醒来排尿称为夜尿。超过 1 次为夜尿增多。这是 BPH 患者最早出现的症状。此症状与年龄增加相关,也与补充液体的习惯、睡眠不佳等疾病因素有关。

3. **尿急**　迅速增加的强烈的尿意称为尿急。

4. **尿失禁**　指尿液不自主地漏出。

（三）BPH 的并发症

BPH 发展到一定阶段,膀胱从代偿到失代偿,膀胱逼尿肌功能受损,出现慢性尿潴留,进而并发肾积水、尿毒症。

1. **尿路感染**　下尿路梗阻、尿潴留是细菌繁殖的有利条件。尿路感染会使本来已存在的尿频、尿急、排尿困难加重,可能还伴有严重的尿痛。

2. **血尿**　轻度血尿在 BPH 中常见,增大的前列腺腺体表面扩张的静脉受牵拉破裂出血可引起严重血尿。合并结石和感染也是血尿的重要原因。出现血尿时,应对泌尿系统做全面检查,需要排除肿瘤、尿路感染和尿路结石。

3. **膀胱结石**　膀胱结石的特异性症状是膀胱疼痛和排尿中断,疼痛随用力排尿而加重,排尿终末时疼痛剧烈,主要局限在阴茎末端,多数伴有阴囊疼痛。排尿中断随着体位改变而能自行恢复排尿。

4. **急性尿潴留**　即突然发生完全不能排尿而膀胱处于充盈状态,可发生在疾病的任何一个时期。

二、良性前列腺增生的处理

目前,针对 BPH 引起的 LUTS,治疗上主要包括观察等待、药物治疗及外科治疗。治疗目的是减轻症状,改善生活质量,延缓疾病进展及预防并发症发生。

1. **观察等待**　观察等待是 BPH 非手术治疗的重要方式,是一种非药物、非手术的治疗措施,但并非完全不进行干涉,其主要内容包括患者教育、生活方式指导、定期监测等。因为 BPH 在组织学上是一种进行性良性增生过程，其发展过程较难预测，经过长时间的监测，BPH 患者中只有少数可能出现尿潴留、肾功能不全、膀胱结石等并发症。因此，对于大多数 BPH 患者来说，观察等待可以是一种合适的处理方式，特别是患者生活质量尚未受到 LUTS 明显影响的时候。接受观察等待之前，患者应进行全面检查以除外各种 BPH 相关并发症，并排除相关肿瘤及严重泌尿生殖系统疾病。

2. **药物治疗**　BPH 患者药物治疗的短期目标是缓解患者的 LUTS，长期目标是延缓疾病的临床进展，预防并发症的发生。在减少药物治疗副作用的同时保持患者较高的生活质量是 BPH 药物治疗的总体目标。

（1）α 受体阻滞剂：α 受体阻滞剂的作用机制和尿路选择性为 α 受体在体内有广泛的分布，不同组织器官含有的受体亚型有所差异。膀胱颈及前列腺腺体内以 α_{1A} 亚型为主，而膀胱肌层以 α_{1D} 亚型为主，α_{1B} 亚型主要分布在血管壁上。α 受体阻滞剂通过阻滞分布在前列腺和膀胱颈部平滑肌表面的肾上腺素受体，舒张平滑肌，达到缓解膀胱出口动力性梗阻的作用，同时可以缓解储尿期的膀胱刺激症状。根据尿路选择性可将 α 受体阻滞剂分为非选择性 α 受体阻滞剂（酚苄明）、选择性 α 受体阻滞剂（多沙唑嗪、阿夫唑嗪、特拉唑嗪）和高选择性 α 受体阻滞剂（坦索罗辛、萘哌地尔、赛洛多辛）。α 受体阻滞剂临床用于治疗 BPH 引起的 LUTS 始于 20 世纪 70 年代，最初采用的非选择性 α 受体阻滞剂（酚苄明），具有明显的不良反应，因而难以被患者接受，目前临床应用的药物主要为选择性及高选择性 α 受体阻滞剂。

（2）5α- 还原酶抑制剂：5α- 还原酶抑制剂通过抑制体内睾酮向双氢睾酮（DHT）的转变，进而降低前列腺内双氢睾酮的含量，达到缩小前列腺体积，改善 LUTS 的治疗目的。5α- 还原酶有两类同工酶，其中Ⅰ型 5α- 还原酶主要分布在前列腺以外的组织中（例如皮肤或肝脏）；Ⅱ型 5α- 还原酶为前列腺内的主要 5α- 还原酶类型，起主要作用。非那雄胺抑制Ⅱ型 5α- 还原酶，而度他雄胺可抑制Ⅰ型和Ⅱ型 5α- 还原酶（双重阻滞剂）。非那雄胺可以降低血清 DHT 水平 70%，度他雄胺可以降低血清 DHT 水平 95%。两者对于前列腺内的 DHT 水平的降低幅度为 85%~90%。

（3）M 受体拮抗剂：M 受体拮抗剂是通过拮抗膀胱毒蕈碱（M）受体，缓解逼尿肌过度收缩，降低膀胱敏感性，从而改善 BPH 患者的储尿期症状。M 受体拮抗剂分为非选择性和选择性两种，膀胱逼尿肌主要是 M_2 和 M_3 亚型。尽管 M_3 受体在膀胱中仅占 20%，但其是目前已知唯一直接参与膀胱收缩的重要受体。非选择性 M 受体拮抗剂包括托特罗定、奥昔布宁等，选择性 M 受体拮抗剂是索利那新。托特罗定、索利那新是目前国内常用的 M 受体拮抗剂，其他药物还有奥西布宁、曲司氯铵或黄酮哌酯等。

近来随着对 LUTS/BPH 研究的深入,发现若 BPH 患者以储尿期症状为主,也可单用或联合应用 M 受体拮抗剂,但治疗期间应严密随访观察残余尿量的变化。

(4)5 型磷酸二酯酶抑制剂:5 型磷酸二酯酶抑制剂(PDE5i)通过升高细胞内单磷酸环鸟苷水平,从而降低逼尿肌、前列腺和尿道平滑肌张力。一氧化氮和 5 型磷酸二酯酶也可能改变脊髓的反射通路和尿道、前列腺或膀胱的神经传递。有研究表明,服用 PDE5i 可减少储尿和排尿期 LUTS,改善生活质量。

(5)联合治疗:α 受体阻滞剂与 5α- 还原酶抑制剂联合治疗适用于有中重度 LUTS 并且有前列腺增生进展风险的 BPH 患者。采用联合治疗前应充分考虑具体患者 BPH 临床进展的危险性、患者的意愿、经济状况、联合治疗带来的费用增长及不良反应等。

3. 外科治疗　外科治疗的目的:BPH 是一种临床进展性疾病,部分患者最终需要外科治疗来解除 LUTS 及其对生活质量的影响和所致的并发症。

外科治疗适应证:对具有中重度 LUTS 并已明显影响生活质量的 BPH 患者可选择外科治疗,尤其是药物治疗效果不佳或拒绝接受药物治疗的患者。

当 BPH 导致以下并发症时,建议采用外科治疗:①反复尿潴留(至少在一次拔管导尿后不能排尿或两次尿潴留);②反复血尿;③反复尿路感染;④膀胱结石;⑤继发性上尿路积水(伴或不伴肾功能损害)。

当 BPH 患者合并腹股沟疝、严重的痔或脱肛,临床判断不解除下尿路梗阻难以达到治疗效果时,应当考虑外科治疗。膀胱憩室的存在并非绝对的手术指征,除非伴有复发性尿路感染或渐进的膀胱功能障碍。

残余尿量的测定对 BPH 所致下尿路梗阻的程度具有一定的参考价值,但因其重复测量的不稳定性、个体间的差异及不能鉴别下尿路梗阻和膀胱收缩无力等因素,目前认为不能确定可以作为手术指征的残余尿量上限。但如果残余尿量明显增多以致 BPH 患者出现充溢性尿失禁,应当考虑外科治疗。

治疗方式的选择应当综合考虑医师个人经验、患者的意见、前列腺的体积、患者的伴发疾病和全身状况。

BPH 的外科治疗包括经典外科手术治疗、激光治疗及其他治疗方式。BPH 治疗效果主要反映在患者主观症状如国际前列腺症状评分(I-PSS)和客观指标如最大尿流率(Qmax)的改变。治疗方法的评价则应考虑治疗效果、并发症及社会经济条件等综合因素。

(1)经典的外科手术方法:主要包括经尿道前列腺切除术(transurethral

resection of prostate，TURP）、经尿道前列腺切开术（transurethral incision of prostate，TUIP）以及开放性前列腺切除术。

1）经尿道前列腺切除术（TURP）：TURP主要适用于治疗前列腺体积在80ml以下的BPH患者，技术熟练的术者可适当放宽对前列腺体积的限制。其最早为单极系统，只能采用甘露醇、山梨醇、葡萄糖、无菌蒸馏水等非电解质液体作为冲洗液，不能使用生理盐水。冲洗液可经手术创面切开的静脉、膀胱周围或腹膜后间隙吸收进入血液循环，从而导致稀释性低钠血症，即经尿道电切综合征（TURS），患者可有中心静脉压升高、血钠降低、溶血、肺水肿、脑水肿、肾水肿等一系列表现。

在单极TURP的基础上改良，出现了双极等离子电切系统。双极TURP的工作电极与回路电极均位于电切环内，电流无须通过患者身体，能量被限制在主动极与被动极之间，并不会通过人体到达皮肤。其独特之处是必须通过双极的方式在导电液体中产生效应，用生理盐水作为导电液体，且双极TURP只需要更低的能量/电压。此外，循环的能量传递到盐溶液，刺激钠离子形成等离子体，分子在相对较低的电压下很容易被裂解，从而产生切割效果。

2）经尿道前列腺切开术（TUIP）：随着器械的改进及技术的进步，TURP并发症虽明显降低，但仍有0.2%~1.5%的死亡率。因此一些简单、安全、有效的治疗措施，如TUIP对于那些高龄而全身情况不能耐受TURP者不失为一种可供选择的治疗手段。TUIP手术时间短、操作容易、出血和并发症少、逆行射精发生率也低，而临床症状改善程度却无显著差别，因而认为对老年、高危、不适合做开放性手术和TURP者，TUIP具有明显的优势。

3）开放性前列腺切除术：最早的外科治疗以开放的前列腺切除手术为主，通常经耻骨上、耻骨后路，对增生的前列腺组织进行剜除。但由于前列腺位置较深，显露较困难，又富于血供，所以手术创伤相对较大，并发症多。其主要适用于前列腺体积大于80ml的患者，特别是合并膀胱结石，或合并膀胱憩室需一并手术者。开放手术的出血量、输血的概率、住院时间等高于TURP，而短期或长期的再手术率低于TURP。欧洲泌尿外科学会（EAU）指南认为，对于>80ml的前列腺，特别是在没有双极等离子系统或钬激光等医疗设备的时候，开放手术是首选的手术方式。

（2）经尿道前列腺双极等离子剜除术（transurethral bipolar plasmakinetic enucleation of the prostate，TUPEP）：是结合开放手术中手指顺前列腺外科包膜内侧面剥离前列腺增生腺体的特点，利用电切镜的镜鞘当成手指，联合双极等离子系统优良止血的特点，直视下沿前列腺外科包膜内侧面逐渐将前列腺增生腺体剥离下来，然后再分块切除，使得其既具有微创腔内手术创伤小、恢复快的特点,又能达到开放手术的彻底性、不易复发的效果,具有切除前列腺增生组织更完整、术后复发率低、术中出血少等特点。对于前列腺体积大于80ml 的 BPH 的患者也可应用。其治疗效果与 TURP 无明显差异,组织切除率和获取率高于 TURP,并可增加前列腺偶发癌的检出率。

（3）经尿道前列腺激光切除/汽化/剜除手术:激光具备凝固止血效果好和非导电特性,因此近年来,经尿道激光手术已成为 BPH 重要的治疗方式。前列腺激光手术是通过激光将组织汽化、切割及切除(如经尿道钬激光前列腺剜除术、经尿道前列腺激光汽化术)或使组织发生凝固、坏死及迟发性组织脱落(如经尿道激光凝固术),以达到解除梗阻的目的。

经尿道前列腺激光手术的种类及其特点:目前用于治疗 BPH 的激光主要包括钬激光(Ho: YAG 激光)、绿激光(KTP/LBO/XPS 激光)、铥激光(2μm激光)及半导体激光(1 470nm 激光)等。激光手术的共同特点是术中出血相对较少及无 TURS,尤其适合于存在高危因素的患者(如高龄、贫血、重要器官功能减退等),但是各种激光的作用原理及其激发波长均不同,因此具有各自的组织作用特性及不同的手术效果。

（4）前列腺增生其他微创治疗:微创治疗的里程碑是 TURP,此后仍有不断革新的微创技术治疗 BPH,其目的是希望有一种治疗方式比 TURP 的并发症更少,麻醉剂量更小,住院时间更短,如果可能的话,还要更经济。如果其有效性与 TURP 相当,则这一治疗可作为众多治疗中的首选;如果不能达到TURP 的疗效,除了需要明确患者能从此中受益以外,还需要有合理使用该治疗方法的理由。当患者不能耐受手术时,可考虑局部热疗、消融或前列腺支架等更为微创的治疗方式,视各自条件选择。热疗与手术的最大区别在于手术治疗更彻底,热疗可达到解除症状的目的,但由于热疗造成的组织坏死不彻底,仍有残留前列腺组织增生导致梗阻复发的可能。

1）前列腺增生微波治疗:可分为经尿道、经直肠和体外照射 3 种,为非手术治疗提供了一种重要的方法,具有一定的临床疗效。这 3 种治疗方法是将微波发射探头置入不同部位,治疗前列腺增生时多采用经尿道微波治疗途径,经尿道微波治疗是将微波发射探头插入尿道,使微波辐射置于前列腺中央位置;治疗前列腺炎时多采用经直肠微波治疗途径,经直肠治疗是将微波发射探头插入直肠,置于前列腺相应的位置;体外照射是将微波辐射置于会阴处。

2）射频治疗:射频在治疗前列腺增生时,和微波一样,也是利用热效应增强酶的活性,加强代谢及免疫功能,增强局部血液循环,降低肌肉组织张力,以达到改善排尿症状的目的。有直接作用于尿道及增生组织使尿道增宽或刺入增生组织内消融两种方式,与微波类似,起作用时间为 7~10 日。由于其作用是靠电灼方式,故人体不能与无绝缘的金属台床相触,以免发生触电意外。

3）支架治疗:1980 年,Fabian 首次报道了利用支架治疗前列腺增生并取得满意的治疗效果,支架设备及技术不断发展与改进,日趋成熟。支架的材料有不锈钢、记忆合金、聚氨等。支架的形状与结构也经过了不断改进,由锥状、螺旋状发展到网状。支架的置入方法也更加简单易行。

4）经尿道柱状水囊前列腺扩开术（transurethral columnar balloon dilation of the prostate, TUCBDP）:TUCBDP 通过复合球囊扩裂增生的腺体、包膜和颈部,充分而适当的扩张使前列腺部尿道黏膜脱落、炎性渗出,黏膜下前列腺组织大范围出血、坏死,尿道明显变宽,但对尿道外括约肌并无功能性损伤。TUCBDP 可显著改善国际前列腺症状评分（IPSS）、生活质量评分（QoL）评分、最大尿流率（Qmax）及残余尿量,短期疗效确切,在适用范围、手术时间、手术出血量及术后并发症等方面都有明显优势。

5）前列腺水蒸气消融（rezum system）:该技术利用射频能量产生水蒸气储存热能,水蒸气的对流性质使其通过组织间隙迅速均匀地扩散,在与细胞连接接触时变为液体,并将储存的热能释放到前列腺组织,导致细胞坏死。前列腺水蒸气消融能有效改善 LUTS,保留勃起和射精功能。值得注意的是,69% 的患者术仅须口服镇静药。常见并发症多为轻度至中度,且迅速消退。需要进一步的随机对照研究评估中长期疗效和安全性[1]。

第二节　钬激光在良性前列腺增生治疗中的应用

从 20 世纪 30 年代开始,随着经尿道前列腺切除术（TURP）的设备不断更新和手术技术逐步成熟,TURP 手术安全性高和并发症少的优势完全超越开放手术,被认为是良性前列腺增生（BPH）外科治疗的"金标准"。但 TURP 仍欠完美,特别是对体积超过 80g 的腺体有切除不彻底、再手术率高、出血较多、手术时间长和发生经尿道电切综合征（TURS）等缺陷,其"金标准"地位受到新的手术技术的挑战。再加上激光技术的飞速发展,BPH 的治疗可谓百家争鸣,其中尤以钬激光（Ho: YAG 激光）的应用最为突出及广泛。

1996 年,Gilling 等[2]首次报道了经尿道行钬激光前列腺切除术（holmium laser resection of prostate, HoLRP）和钬激光前列腺汽化术（holmium laser ablation of the prostate, HoLAP）治疗 BPH,伴随着组织粉碎器的发明和应用,1998 年 Gilling 等[3]又率先报道了经尿道钬激光前列腺剜除术（holmium laser enucleation of prostate, HoLEP）。由于 HoLRP 是将前列腺分层、分块切成小块组织,所需手术时间长,钬激光的汽化效率也并不高,2004 年之后关于 HoLRP 和 HoLAP 的相关文献鲜有报道,两者在 BPH 中的治疗已逐渐被 HoLEP 替代。但多年来的欧洲泌尿外科学会（EAU）指南仍然把能量平台为电切和钬激光的经尿道前列腺切开术（transurethral incision of prostate，TUIP）作为前列腺体积 <30ml，没有中叶增生的继发于良性前列腺梗阻（BPO）的中、重度LUTS 治疗方案之一[4]，但其远期疗效不佳，再手术率高于 TURP。

钬激光波长为 2 140nm，几乎接近激光水吸收的峰值，能量被水吸收后组织穿透深度较浅，仅为 0.4mm，可以进行组织汽化和切割，也能达到止血的作用深度。与目前应用于 BPH 治疗的其他激光不同，钬激光是以脉冲方式发射，被水吸收后产生微爆炸，释放出爆破能和热能。HoLEP 就是利用爆破能将增生的腺瘤与包膜分开继而完成剜除，利用热能使组织变性、血管闭塞和血液凝固而止血。目前 HoLEP 已经成为国内外很多泌尿科医师的首选，切除范围理论上与开放手术相同，适合于各种体积的 BPH 患者。

一、适应证

HoLEP 的一般适应证与其他 BPH 外科治疗方式适应证相同。根据《中国泌尿外科和男科疾病诊断治疗指南（2022 版）》：①具有中、重度 LUTS 并已明显影响生活质量的 BPH 患者可选外科治疗，尤其是药物治疗效果不佳或拒绝接受药物治疗的患者。②当 BPH 导致以下并发症时，建议采用外科治疗：反复尿潴留（至少在一次拔导尿管后不能排尿或两次尿潴留）、反复血尿、反复尿路感染、膀胱结石、继发性上尿路积水（伴或不伴肾功能损害）。③BPH 患者合并腹股沟疝、严重的痔疮、脱肛或膀胱憩室也是手术治疗的相对适应证。④残余尿量 >50ml，最大尿流率 <15ml/s 也可作为手术的参考。

由于 TURP 对 >80ml 的前列腺组织切除较为困难，而 HoLEP 对前列腺体积则没有太多限制。尤其对于大体积前列腺患者而言，HoLEP 展现出较好的有效性及安全性。因此一般认为对前列腺体积 >80ml 需要外科治疗的 BPH 患者，可首选 HoLEP，对 30~80ml 者 HoLEP 亦可选择。另外，由于 HoLEP 有较好的止血效果，其在使用抗凝血药和 / 或抗血小板药的患者中的安全性已被研究证实。故而对于无法暂停抗凝血 / 抗血小板治疗的患者，可以选择HoLEP 作为其手术方式。且钬激光不会像电能一样对心脏起搏器形成干扰，所以 HoLEP 也适用于安装心脏起搏器的 BPH 患者。

二、禁忌证

与适应证类似，HoLEP 作为 BPH 外科治疗的一种方式，其禁忌证与其他BPH 经尿道外科治疗方式禁忌证相同。其主要禁忌证包括：①尿道狭窄经尿道扩张后也不能置入操作镜鞘；②对严重的尿路感染须治疗后再手术；③神经源性膀胱和逼尿肌无力；④术前明确诊断为前列腺癌；⑤对伴有严重心血管疾病、脑血管疾病、慢性阻塞性肺疾病、严重糖尿病、肝/肾功能显著异常及全身出血性疾病的患者须经内科积极治疗和评估后手术。

三、手术方法及技巧

1. **术前准备**　术前对患者做全面、细致的检查,完善心、脑、肺、肝、肾和凝血功能检查,对高血压、心脏病、慢性阻塞性肺疾病、脑血管疾病、凝血功能障碍、糖尿病、感染等基础疾病的患者应经内科积极治疗和评估。完善I-PSS、尿流率或尿动力学检查,超声了解前列腺体积和残余尿量,通过前列腺特异性抗原(PSA)、磁共振成像(MRI)和/或前列腺穿刺检查排除前列腺癌。有必要的须行膀胱镜检查,明确膀胱状况、前列腺每叶增生的情况和膀胱有无其他合并症(如结石、憩室等)。服用抗凝药物的患者可以在术前5天开始改用低分子量肝素。

手术日清晨灌肠,术前皮肤准备范围包括腹部、会阴及大腿上部。前列腺体积 >100g 者可备血 400~600ml。

2. **麻醉和体位**　一般采用全身麻醉或硬膜外阻滞,截石位。

3. **手术步骤**　HoLEP 的剜除方式有"三叶法"和"整体法",但由于"整体法"受手术操作空间限制和不能很好地保留膀胱颈部尿道内括约肌,因而需要慎重选择,目前大多数学者采用"三叶法",手术步骤为[5]:

(1)分开中叶与左叶:检查尿道、前列腺、膀胱和输尿管开口后,于精阜旁左侧纵行切开尿道黏膜,利用钬激光的"爆破能"斜向左下清楚显露前列腺外科包膜和增生腺体间界限,可见光滑的前列腺外科包膜,以此为深度标志,于5点处沿中叶和左叶腺体间隙从后向前或从前向后成"纵沟"分离到颈口肌性组织(环状的尿道内括约肌)处。

(2)分开中叶与右叶:如先前左侧一样,于精阜旁右侧处切开尿道黏膜,斜向右下裂开直至清楚显露前列腺外科包膜,以此为深度标志于7点处分离中叶和右叶腺体形成"纵沟"。

(3)剜除中叶:于膀胱颈口处将尿道黏膜和前列腺前括约肌与增生腺体彻底分离,再于精阜前1cm处横行离断尿道黏膜和腺体组织。用镜鞘轻挑和钬激光爆破切割技术将中叶组织完全剥离并推入膀胱腔内,整个过程须以两"纵沟"为深度标志,并彻底止血和仔细修整创面。

(4)剜除左叶:于精阜左侧前列腺尖部5点处弧形向上切开尿道黏膜至12点处,再回到5点"纵沟"处,用镜鞘轻抬腺体组织,在腺体和包膜间隙用钬激光爆破切割技术将左叶腺体组织从包膜上分离达12点处。再退回到尿道中,翻转镜鞘于12点处切割前列腺前联合处组织达包膜。后退镜鞘看清12点处外括约肌,在其内侧保留前列腺尖部的部分尿道黏膜组织切断腺体,并向前推剥切割腺体到膀胱颈口处。爆破切割颈口环状肌纤维,彻底离断左叶,推入膀胱腔内。仔细修整创面,彻底止血。

（5）剜除右叶:于精阜右侧前列腺尖部7点处弧形向上切开尿道黏膜至12点处,再回到7点"纵沟"处,用镜鞘轻抬腺体组织,在腺体和包膜间隙用钬激光爆破切割技术将右叶腺体组织从包膜上分离达12点处。再退回到尿道中,后退镜鞘看清12点处外括约肌,在其内侧保留前列腺尖部的部分尿道黏膜组织切断腺体,并向前推剥切割腺体到膀胱颈口处。爆破切割颈口环状肌纤维,彻底离断右叶,推入膀胱腔内。仔细修整创面,切除嵌入包膜内的前列腺结节,彻底止血。

（6）粉碎、吸出前列腺组织:更换粉碎镜,将操作鞘的进、出水通道都接进水,保持膀胱充盈,将粉碎器刀头置于漂浮在膀胱内的前列腺组织下方,轻踩粉碎器踏脚吸住组织,确认没有吸附膀胱壁后再深踩踏脚,粉碎、吸出组织直至膀胱内无前列腺组织。出镜,留置导尿管,持续膀胱冲洗。

实施 HoLEP 过程中,应该熟悉增生的前列腺的局部解剖(图 4-1、图 4-2),注意对尿控等功能的保护[6]:①精阜旁5、7点切开尿道找前列腺外科包膜时,切口不要向远端超出精阜,避免损伤膜部横纹括约肌(membranous striated sphincter, MSS)的两侧锚定部位;②在5、7点切沟分叶时,尽量保留

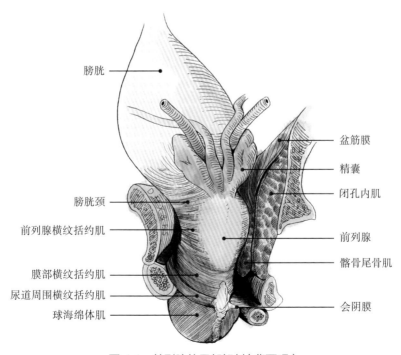

图 4-1 前列腺的局部解剖(背面观)

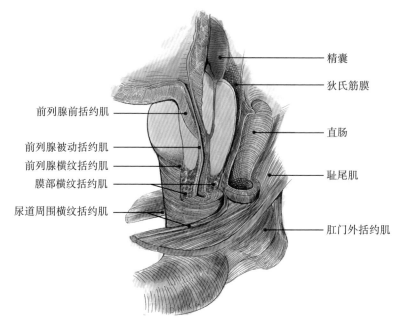

精囊

狄氏筋膜

前列腺前括约肌

直肠

前列腺被动括约肌

前列腺横纹括约肌

膜部横纹括约肌

耻尾肌

尿道周围横纹括约肌

肛门外括约肌

图 4-2　前列腺的局部解剖（侧面观）

膀胱颈的环状肌纤维；③切中叶前,先弧形切断尿道内口处的黏膜和平滑肌,以求保留一定距离的近端尿道括约肌（proximal urethral sphincter, PUS）近端部分;④横断精阜近端与前列腺中叶间的尿道时,可以距离精阜 1cm 以上离断,以求能保留较多的 PUS 远端部分;⑤切除侧叶前,先在精阜平面环状切断尿道和平滑肌括约肌（smooth muscle sphincter, SMS）,这样在侧叶表面就预切了一个裂口,当镜鞘进入侧叶腺瘤与包膜进行剜除时,镜鞘尖部内抬腺体形成内翘腺体的力量,镜鞘体部压在预切裂口远侧形成向外推的力量,两种相反的力量使侧叶尖部剥离出来,这样就既保留了部分 SMS,也避免损伤横纹括约肌（striated sphincter, SS）;⑥剜除左叶时,从 5 点逆时针向上剥离;剜除右叶时,从 7 点顺时针向上剥离,都尽量不超过 12 点到对侧,因为此时前列腺尖部仍然通过尿道、SMS 与 SS 相连,并向远端撕裂,可能会损伤“Ω”型的 MSS;⑦当离断前列腺尖部 12 点处与尿道相连组织时,须紧贴腺体离断,以便保留较多的 SMS,维持远端尿道括约肌（distal urethral sphincter, DUS）处尿道闭合压;⑧剥离两侧叶近膀胱颈时,尽量靠近腺体切开膀胱颈进入膀胱,甚至可以多分离腺体与包膜之间的间隙,此时再切断,以求保留更多的 PUS;⑨实施 HoLEP 时多利用钬激光的爆破能剥离,尽量不使用镜鞘剥离,可以减少杠杆作用对 SS 的拉伤;⑩即使是等离子或其他激光等能量设备做经尿道腔内镜前列腺剜除（transurethral endoscopic enucleation of the prostate, EEP）时,应采用在腺瘤与包膜间紧贴腺瘤,由下向上弧形潜行,逐步向内靠近膀胱的方式,尽量少用撬推的方式,就能减少杠杆作用对 SS 的拉伤。这些细节可以很好地做到保留膀胱颈和前列腺被动括约肌,结构的保留进而意味着对尿控、射精功能的主动保护。

HoLEP 需要术者具有相当的经验和足够娴熟的技术,外科医生的经验是影响并发症总体发生率的最重要因素,因此建议在有经验的导师指导下开展该项术式。

4. 术后处理

(1)术后导尿管的处理:术后 12 小时以生理盐水持续冲洗膀胱,观察冲洗液颜色,1~3 天拔除导尿管,服用琥珀酸索利那新等 M 受体拮抗剂减少膀胱刺激症状。

(2)一般护理:手术当天 6 小时后可进食,予以静脉滴注广谱抗生素预防感染。静脉给予低分子量肝素预防肺动脉、冠状动脉等血管的栓塞。鼓励患者早期活动,卧床期间可做深呼吸和下肢活动。术后 1~4 天即可出院,出院后嘱咐患者观察尿线粗细变化,如果有尿道狭窄,尽早行尿道扩张。

5. 激光参数调整　近年来 HoLEP 逐渐被广大泌尿外科学者所认可,除了因为手术关键技术逐渐成熟外,也与钬激光和粉碎器设备的革新和参数调整有很大关系:

①大功率的钬激光:60W 及以上的大功率钬激光使剜除速度加快和止血效果更好,术者可以根据自己的习惯和不同的钬激光设备采用 2~3J 的脉冲能量和 30~50Hz 的频率来完成剜除。而止血时除多采用增加光纤和组织间的距离外,还可降低脉冲能量至 1J,以减少爆破能。②可调脉宽和双脉冲激光:钬激光在高频率、宽脉宽时止血效果好;低频率、窄脉宽时止血差。把钬激光调整为脉冲能量约 1J,脉冲宽 600~1 500 微秒、30~50Hz 时,脉冲式释放更接近连续激光,止血相对容易。而摩西激光的摩西模式(双脉冲)下,也有更好的止血效果。③组合激光:将两种激光整合在一台设备里也是一大进步,如钬和钕(Nd:YAG)激光,利用钕激光的超强止血能力可以缩短初学者的学习曲线。④新一代的粉碎器:目前有前后削切式和旋转撕咬式两种粉碎器,旋转撕咬式具有更快的粉碎效率,大大缩短了手术时间。

四、并发症及处理

与 TURP 相比,HoLEP 术后短期 Qmax 和再手术率没有显著差异,远期有更好的 Qmax 和 I-PSS。HoLEP 除了具有与 TURP 相比拟的围手术期并发症少、术后恢复快等特点以外,还具有腺体剜除彻底和远期疗效好等优势,但其仍然存在如出血、包膜穿孔、尿失禁、感染、冲洗液外渗等并发症。

1. **出血**　HoLEP 术中沿包膜平面完整切除增生组织,可避免诸如 TURP 术中条片状切割组织造成的"切除 - 止血"的反复操作,这是预防术中严重出血的关键环节[7]。

术中由于激光光纤细,不散射,作用面积小;光纤距离组织太近会因汽化或使包膜裂开造成新的出血,不能压在组织上进行止血操作,止血效果劣于等离子电切系统。所以钬激光止血必需"步步为营、逐个击破",不能出现多个出血点造成术野不清。对动脉出血采用"看清点、对准根",对静脉窦采用"农村包围城市"的策略。并且,由于钬激光是脉冲激光,太高的爆破能在止血时可使包膜裂开产生新的出血,术者需要通过调整光纤与出血点的距离或降低能级,使爆破作用降低,达到既不使包膜裂开,热能又能使血管闭塞止血。另外,钬激光这种脉冲激光的能量释放状态受其脉冲宽的影响,脉冲宽时爆破能低、热能高,反之亦然。单位时间内数量少的脉冲形成的少数几个血栓可被持续的血流冲走,而单个窄脉宽的脉冲作用时间短、热能小,其产生的血栓也短。所以,钬激光在高频率、宽脉宽时止血效果好;低频率、窄脉宽时止血效果差。

术后持续出血应及时处理,可持续牵拉导尿管,调整球囊注水量,行膀胱持续冲洗,加大膀胱冲洗速度,保持导尿管引流通畅,必要时加用去甲肾上腺素等冲洗,多数出血可得到有效的控制。如出血不能被控制,出现膀胱填塞,可在膀胱镜下冲出血块和止血。对于更严重的不能控制的出血,必要时予以开放手术探查,配合应用前列腺腺窝内纱条填塞等予以止血。必要时予以输血治疗。

2. **冲洗液外渗**　HoLEP 冲洗液外渗主要由操作不当、反复切割致包膜穿孔所致。少量外渗患者多无明显不适,无须进一步处理,观察即可。大量外渗患者常有腹胀、腹痛、烦躁不安等,甚至出现水中毒表现,诱发心脑血管意外。预防冲洗液外渗的关键在于切割层面的把握,尤其是膀胱颈部,宁浅勿深。如遇膀胱造瘘行低压冲洗的患者,应注意保持造瘘管引流通畅。

3. **发热**　HoLEP 术可并发尿道炎、膀胱炎、附睾炎、肺部感染,甚至并发脓毒血症等。术前如已并发感染者,尤其有症状、长期尿潴留、排尿困难等患者,须留置尿液培养并行药敏试验,根据药敏试验结果选择合适的抗生素积极抗感染治疗,纠正感染后再行手术治疗。术中严格无菌操作,尽量减少操作时间。术后留置导尿管会增加尿路感染的风险,术后应积极评估留置导尿管适应证,尽早拔除导尿管。

4. **尿失禁**　HoLEP 术后如并发尿失禁,将严重影响患者的生活质量[8]。而造成尿失禁的原因主要有:①尿道前列腺部腺体组织切除后破坏了原有结构,导致肌群收缩不协调,尿道压力失衡,尿道括约肌功能失调,从而导致尿失禁的发生。②切割平面及范围把握不足,缺乏足够经验,手术技巧欠缺,损伤尿道内、外括约肌,并发膀胱过度活动症。③"切除-止血"的反复操作所导致的热损伤及伴随的长时间手术。④伴随患者年龄的肌肉松弛,病史长,并发感染等也可导致尿失禁的发生。未损伤尿道括约肌的患者多数经盆底肌锻炼配合药物治疗症状可消失,少数长期存在。在行前列腺尖部切除时应尽量缩短时间,避免反复切割或切割过深,保护精阜,避免尿道外括约肌损伤。对所有患者术后均应定期随访。

5. **排尿困难** 拔导尿管后出现排尿困难和尿潴留多由尿道水肿和膀胱功能恢复慢造成,可服用盐酸坦索罗辛等 α 受体阻滞剂,必要时再留置导尿管 3~5 天。后期出现排尿困难多是尿道外口或后尿道狭窄引起,必要时予以尿道扩张。也可施行膀胱镜检查,切除局部瘢痕组织,扩张尿道,必要时暂行膀胱穿刺造瘘术。

6. **膀胱痉挛性疼痛** 术中镜鞘、激光等设备对膀胱、前列腺等组织反复操作,术后留置导尿管持续牵引,膀胱冲洗,冲洗液温度变化,以及术后过早下床活动,可引起膀胱痉挛性疼痛,口服琥珀酸索利那新或肛塞吲哚美辛等,可减轻患者痛苦。

7. **输尿管、膀胱损伤** 术中因前列腺中叶大遮挡、视野不清或经验不足等,可导致输尿管开口损伤,须根据具体情况予以留置输尿管支架管或延长导尿管留置时间,必要时予以施行输尿管膀胱再植术。而膀胱损伤多为组织粉碎时出现,一般来说,组织粉碎需要在以下状态下进行才安全:①视野清晰。保持视野清晰是确切止血必备条件,另外有些粉碎镜自带进水通道,清洁的灌注液可以直到镜头尖端,视野更清晰。②灌注充分,保持膀胱充盈。③悬空粉碎,避免吸附膀胱壁。如果不慎吸附住膀胱,应迅速抬脚,拔除吸引管去除负压,膀胱壁会因为充盈状态而弹开,这时再仔细检查损伤部位和深度,决定是否需要止血或修补。

8. **术后低体温** HoLEP 多为全麻手术,患者须充分暴露会阴部,对年龄偏大尤其并发心脑血管疾病的患者,为保证术中安全性开通多条静脉通路及进行动脉血压监测,身体外露部位较多,热量散失不可避免。同时,术中输注液体的温度及冲洗液的温度也会对患者造成一定的影响。术中可对输注液体及冲洗液适当复温,对患者非手术部位予以保暖,必要时加用复温器。

9. **性功能障碍(勃起功能异常、逆行射精、射精障碍)** 虽然因为术中切除前列腺尖部增生组织时致海绵体神经受损,海绵体动脉损伤,术后心理因素致焦虑、抑郁等原因,患者术后可能并发勃起功能障碍。但是部分 BPH 患者术后因 LUST 减轻,勃起功能好于术前。虽然有人认为术中膀胱颈部切除平面过深,膀胱颈损伤,功能紊乱致膀胱颈关闭异常,导致逆行射精。有更多的证据认为保留精阜内的后尿道平滑肌更有利于减少逆行射精的发生。有研究发现，HoLEP 术后患者中有性交者达 39.18%，而逆行射精的发生率仅占术后可完成性交患者的 28.95%[9]。前列腺组织绝大部分被剜除使前列腺液分泌减少，术中损伤精阜、射精管等可导致射精障碍。

10. 偶发癌　术前充分评估患者病情、完善 PSA、经直肠前列腺超声、前列腺 MRI 等，若不能排除前列腺恶性肿瘤的可能，须与患者及家属充分沟通，术前或术中行超声引导下前列腺穿刺活检术。术后病理结果如提示肿瘤，根据患者年龄及一般情况等，综合分析患者病情选择适当的治疗方案，如低危患者选择观察等待，中危患者选择内分泌治疗或 3 个月后行根治性前列腺切除术。

五、注意事项

HoLEP 优势显著，HoLEP 已经表现出 BPH 治疗"金标准"术式的潜力。但 HoLEP 需要术者拥有足够的内镜技术、足够的前列腺手术经验及解剖辨别能力，学习曲线较长，术者的经验积累是影响患者术后并发症发生的重要因素。尽管目前各式各样的技术在不断革新，但外科治疗的最终目的在于解除患者的梗阻症状，解除 LUTS 及其对生活质量的影响和所致的并发症，外科医生在手术前应充分把握患者的适应证，做好术前准备，在保证患者安全的前提下尽可能减少并发症的发生，不断积累经验。

第三节　绿激光在良性前列腺增生治疗中的应用

BPH 为一种临床进展性疾病，其症状随着患者年龄的增加而进行性加重，BPH 患者接受外科治疗是疾病进展的最终表现形式。绿激光应用于临床治疗 BPH 已有 20 余年的历史，其有效性、安全性及优越性均已得到证明。绿激光波长 532nm，在组织中的穿透深度只有 0.8mm，而凝固层深度一般为 1~2mm，用于汽化前列腺，又称选择性激光前列腺汽化术（photoselective laser vaporization of prostate，PVP）。我国自 2003 年起逐步开展绿激光的临床应用，也取得了许多研究成果。相比经尿道前列腺切除术（TURP），PVP 具有以下优势：①能量能被血红蛋白高选择性吸收，使前列腺组织迅速汽化，不需要组织粉碎器，从而避免了在膀胱内粉碎组织对膀胱壁的损伤；②汽化前列腺时，创面的血管能被瞬间封闭，术中几乎没有出血，使得手术视野保持清晰，保证手术安全，所以即使长期接受抗凝血治疗的患者也能行绿激光手术；③手术中使用生理盐水作为冲洗液，对患者内环境的影响很小，几乎无类似经尿道电切综合征（TRUS）的并发症发生；④组织热损伤深度浅（0.8mm），术后留置导尿管时间短，术后尿路感染、尿道狭窄等发生率低。目前可以作为前列腺增生日间手术技术选择。

一、适应证

同本章第一节所述良性前列腺增生外科治疗适应证。尤其适用于高龄、基础疾病多、对手术耐受性差、长期服用抗凝血药的患者。

二、禁忌证

绝对禁忌证同本章第一节所述良性前列腺增生外科治疗禁忌证。

相对禁忌证有：

1. 合并膀胱肿瘤者，如果预期总体手术时间可以接受，则可以考虑同时手术治疗，否则应该先处理膀胱肿瘤。

2. 前列腺大小已经不作为绝对手术禁忌，但是对于初学者建议对前列腺体积 80ml 以上者慎重选择。

3. 口服抗凝血药且无法停药者可不作为绝对手术禁忌，但是初学者应慎重对待。

4. 确诊为前列腺癌且发生尿潴留而无法拔除尿管者，如身体条件许可，患者手术意愿强烈，在充分告知的前提下，可慎重选择。

5. 如存在尿路感染，在感染得到有效控制后可以考虑手术。

6. 前列腺穿刺活检除外前列腺癌的患者，穿刺 4~6 周后可考虑手术。

7. 因尿潴留致上尿路积水、血肌酐升高患者，在留置导尿管通畅引流膀胱内尿液下，上尿路积水状态、血肌酐水平无明显改善之前不建议手术。

三、手术方法及技巧

1. 侧输出光纤绿激光前列腺汽化术

（1）手术操作在电视监视下进行。进镜后常规观察膀胱、膀胱颈部、前列腺、输尿管开口情况，确定精阜、尿道括约肌位置。

（2）置入光纤，以光纤蓝色标记及红色瞄准光斑为指引，用慢速稳定"油漆刷"或"扫除"动作开始汽化。

（3）汽化顺序 1（图 4-3、图 4-4）：手术具体操作可先由前列腺中叶与侧叶之间开始，汽化出一通道直至精阜，充分汽化直至可见环形纤维，并与膀胱三角区基本相平，深度达前列腺外科包膜（图 4-5），然后汽化两侧叶。

（4）汽化顺序 2（图 4-6）：也可以先自中叶表面开始汽化，将激光镜与光纤在一定幅度内同步照射腺体表面，用慢速稳定"油漆刷"或"扫除"动作汽化，将后尿道逐步扩大，方向为自膀胱颈向精阜，充分汽化直至可见环形纤维，并与膀胱三角区基本相平，深度达前列腺外科包膜。

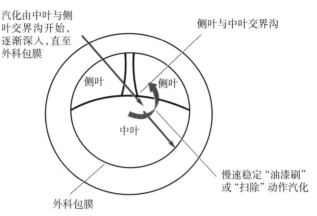

图 4-3　汽化顺序 1 示意图

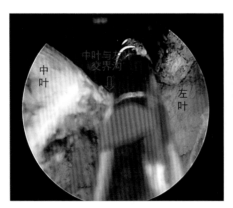

图 4-4　自前列腺中叶与侧叶
交界沟开始汽化

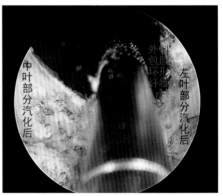

图 4-5　自前列腺中叶与侧叶交界沟
开始汽化,直至可见外科包膜环形纤维

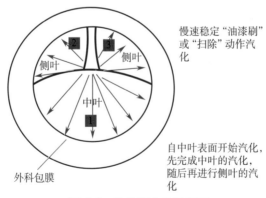

图 4-6　汽化顺序 2 示意图

1 表示先汽化前列腺中叶；2 表示再汽化前列腺右叶；3 表示最后汽化前列腺左叶。

（5）无论采用何种顺序,在汽化过程中必须要按照一定的顺序进行。对于以侧叶增生为主而中叶不明显的前列腺,也可以分侧进行汽化(图4-4、图4-7~图4-10)。

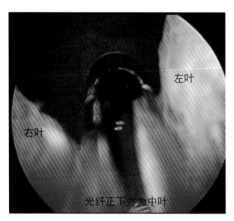

图4-7　自前列腺侧叶开始汽化

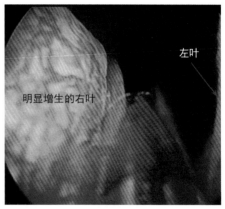

图4-8　自前列腺左叶开始汽化(该患者以两侧叶增生为主,中叶无明显增生)

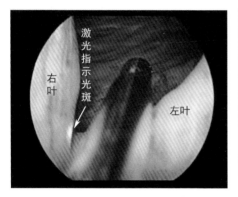

图4-9　自前列腺右叶开始汽化(该患者以两侧叶增生为主,中叶无明显增生)

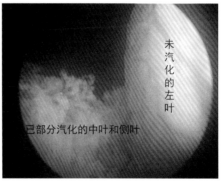

图4-10　按照一定的顺序进行汽化,图中可见未汽化的左叶

（6）手术结束时要求膀胱颈口与膀胱三角区大致平齐,前列腺部尿道宽敞,尽可能汽化至前列腺外科包膜(图4-11)达到解剖性前列腺汽化切除,前列腺尖部汽化形成圆形通道(图4-12、图4-13)。

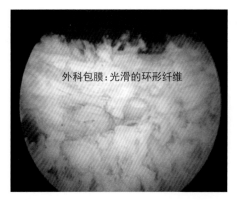

图 4-11　外科包膜,光滑的环形纤维

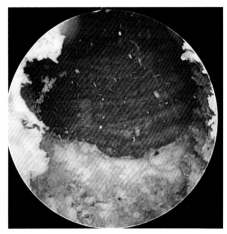

图 4-12　手术结束时可见后尿道
呈宽敞的隧道样(精阜前面观)

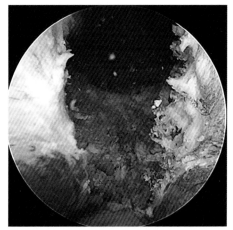

图 4-13　手术结束时可见后尿道
呈宽敞的隧道样(精阜位置观)

（7）手术结束前利用激光镜镜鞘的虹吸作用将膀胱内的组织碎屑随水流冲出。

（8）手术结束常规留置 20~22F 三腔气囊导尿管,气囊常规注水 20ml,对于较大的前列腺可以增加气囊体积至 25~30ml,尽量不要牵拉尿管,持续膀胱冲洗。

2. 直输出光纤绿激光前列腺汽化术

（1）手术开始前仔细辨认精阜、尿道括约肌的位置,在前列腺尖部位置可以先汽化出一条环形标志沟,以确保在随后的汽化过程中避免损伤括约肌。

（2）手术开始时一般应用直输出光纤首先在 4 点(相当于中叶与左叶交

界沟)与 8 点(相当于中叶与右叶交界沟)位置自膀胱颈部向精阜方向先汽化出一条沟,深达外科包膜(图 4-14)。这一点对于中叶增生程度较严重的患者尤为重要,因为一旦成功地汽化形成沟状通道,可以明显改善冲洗液的水循环速度,保证以后汽化过程中视野的清晰。

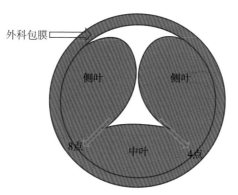

图 4-14 直输出光纤前列腺汽化切除术
示意图:4 点与 8 点位置先汽化形成沟

(3)4 点与 8 点位置的沟状通道形成后,可以采取分叶汽化切除,对于中叶较明显的患者此时可以考虑从中叶表面开始逐步向外科包膜进行汽化切除,此过程中一定注意保持汽化工作面的平整,逐步到达外科包膜。这一步汽化的方向总体上仍然为自膀胱颈向精阜方向,但是具体操作过程中既可以横向移动光纤进行汽化,也可以上下移动光纤,前者类似于"剥洋葱"(图 4-15),后者类似于"切土豆片"(图 4-16)。

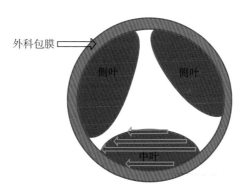

图 4-15 直输出光纤前列腺汽化切除术
示意图:横向移动光纤,逐步向外科包膜
方向汽化中叶,类似"剥洋葱"

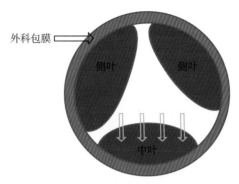

图 4-16　直输出光纤前列腺汽化切除术
示意图:上下移动光纤,逐步向外科包膜
方向汽化中叶,类似"切土豆片"

（4）中叶汽化完成后,开始依次汽化侧叶,此时的方向依然是自膀胱颈部向精阜方向逐渐汽化,光纤依然可以沿腺体组织表面平行移动（图 4-17）或者与腺体表面呈垂直方向移动（图 4-18）。这两种方式也可结合使用,这样既可以保证汽化工作面的平整,同时还可以块状切除部分腺体留送病理。

（5）使用直输出光纤汽化前列腺尖部较为困难,残留前列腺腺体组织较侧输出光纤会多些,此时应该特别小心、仔细和谨慎,强调精确定位,避免因定位不准确而损伤括约肌。

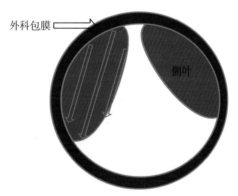

图 4-17　直输出光纤前列腺汽化切除术
示意图:光纤平行于侧叶腺体表面移动,
逐层汽化

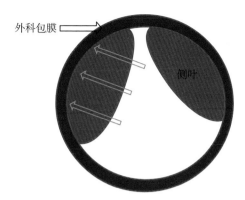

图 4-18　直输出光纤前列腺汽化切除术
示意图：光纤垂直于侧叶腺体表面移动，
逐层汽化

四、并发症及处理

1. 术中并发症

（1）出血：由于绿激光的特性，激光照射前列腺组织时，除了汽化作用外，激光束还在留下的组织上产生一个很薄的凝固带，凝固带的扩展被限制在 1~2mm 内，光凝的效果产生了止血作用，因此在临床实际应用过程中，PVP 出血较少，有多篇文献报道 PVP 手术几乎不出血，输血率或血红蛋白下降值均明显低于 TURP。Ruszat 等[10]进行了 80W 绿激光前列腺汽化术（269 例）和 TURP（127 例）的临床对照研究，两组出血率分别为 3% 和 11%，绿激光组无 1 例输血，而 TURP 组输血率为 5.5%。

即使如此，PVP 仍存在出血的可能。遇到此类情况通常需要在清晰的视野中找到出血点予以止血。术中预防出血的重点在于激光束汽化前列腺组织时应该掌握激光束"扫过"组织的速度，过慢可能造成局部汽化过深导致出血，过快会因遇到前列腺血管断端未完全封闭而出血；少量出血时可以从膀胱颈部向精阜方向边退激光镜边寻找出血点；大量出血时，必须加快冲洗速度后止血；找到出血点后可先用镜体或者光纤压迫出血点，助手调低激光功率至 40W 左右进行止血，亦可适当增大光纤管与出血点之间的距离（1~2mm）进行止血；还有一种常见的创面渗血的情况，多数是由于创面不够平整所致，因此在手术过程中需要随时保持创面平整。

但是某些情况下，仍会出现无法控制的出血，如果经上述处理视野仍然不能恢复清晰，出血不能控制，切不可勉强继续，可以尝试更换等离子电切设备处理出血灶。

（2）前列腺外科包膜穿孔：从理论上讲，绿激光仅被血红蛋白选择性吸收,激光能量仅局限于前列腺组织的表层,因此PVP术可以避免包膜穿孔的发生,多数文献亦报道PVP术中未发生包膜穿孔,但Ruszat等[10]于2008年报道的一组269例的PVP长期随访观察研究中,术中包膜穿孔的发生率为0.4%。尽管如此,PVP的穿孔发生率仍明显低于TURP。

若术中发生包膜穿孔,应该尽快结束手术,留置导尿管,保持尿管引流通畅,术后预防膀胱痉挛的发生,密切观察患者体温,预防感染。

(3)输尿管开口损伤:此种情况较为少见。多发生于前列腺中叶体积大,向膀胱内突出明显的患者,这一类患者术中行膀胱镜检查时可以观察到中叶遮挡输尿管口。为避免这一情况的出现,手术中应该注意保持汽化创面的平整,汽化操作时沿着同一平面逐渐向外科包膜的方向进行汽化,保持术野的清晰,在汽化一部分腺体组织后及时观察输尿管开口的位置。对于部分膀胱小梁小房明显的患者,输尿管开口有时难以辨认,可以用光纤对可能的输尿管开口逆行插入1~2cm用以明确。如果可疑输尿管口损伤,可在手术结束时留置双J管4~6周。一般而言,只要提高警惕,仔细观察,直视下操作,多可避免输尿管开口的损伤。

(4)膀胱黏膜损伤:此种情况多发生于中叶体积巨大且呈球状向膀胱内突出的患者。多出现于中叶大部分已经被汽化,仅剩自膀胱颈部向膀胱腔内突出的片状中叶组织时,如果不将此片状组织彻底汽化,则会在尿道内口形成一个类似单向活瓣的结构,术后依然可能出现排尿不畅,甚至尿潴留。若损伤的程度较轻,无须特殊处理,但可能会增加术后膀胱痉挛的发生率。预防的重点在于提高术者手术技巧,强调精准的汽化,此时不建议从膀胱颈残留腺体组织的边缘开始汽化,而是明确膀胱颈后唇的部位之后,自膀胱颈后唇与残留组织边缘之间开始汽化,将这部分腺体组织汽化切割成小块,最后用水冲出即可。

2. **术后并发症**

(1)出血:大量研究显示,在术后出血方面,PVP也较TURP有明显优势。Capitán等[11]报道120W绿激光与TURP的安全性对比研究,结果显示PVP组术后1个月肉眼血尿的发生率为0,而TURP则为10%;而Okamura[12]的一项3 918例的对比研究显示,PVP术后3个月因血凝块堵塞导致急性尿潴留的发生率为2.5%,TURP为1.7%,差异无统计学意义。笔者单位PVP术后继发性出血的发生率为2.1%。

目前认为术后出血,尤其是远期继发性出血,大多数是由于前列腺创面未愈合,创面焦痂脱落所致。临床实践证明大体积前列腺术后尿道黏膜完全修复大约需要3个月。患者术后3个月内应避免辛辣刺激饮食、忌酒,因其可以导致血管扩张、血液流动加速,增加继发性出血的风险;避免骑车,尽量避免长途颠簸,因其可能导致前列腺部位的创面互相挤压、摩擦而导致继发性出血;保持大便通畅,因腹压增加时,腹压会向下通过膀胱传导至前列腺表面,易导致前列腺创面表面的焦痂大片状不规则脱落而导致继发性出血。如出现出血,轻度者可予以口服抗生素并嘱多饮水,一般自行消失;如出血较多,可予以留置三腔导尿管行持续膀胱冲洗并给予抗生素及止血药物。极个别患者膀胱内形成血凝块导致急性膀胱填塞,需要再次入院在膀胱镜下行血块清除,清除后留置三腔导尿管 3~5 天。

（2）尿失禁:尿失禁的发生与尿道固有的括约肌损伤造成的尿道括约肌功能不足、膀胱逼尿肌不稳定和膀胱出口梗阻等因素有关,同时还与术者对解剖标志不熟悉,热辐射导致尿道外括约肌损伤,膀胱顺应性下降有关。但有些尿失禁并不是损伤尿道外括约肌造成的,而是气囊导尿管在前列腺腺窝内长时间压迫,使尿道外括约肌收缩力受到永久性损害所致。Sarica 等报道了 240 例 PVP 手术病例,结果显示术后尿失禁的发生率为 3.3%,Te 等的同类型研究结果则为 6.5%[13]。笔者单位术后 1 个月出现急迫性尿失禁发生率为 2.3%,未发生压力性尿失禁。

为减少术后尿失禁的发生,应充分认识到男性的控尿由尿道内括约肌和尿道外括约肌共同完成。经尿道前列腺手术时,尿道内括约肌完全破坏,仅保留尿道外括约肌。男性尿道外括约肌宽可达 2.54cm,近端起自精阜,远端位于尿道球部之前。因此前列腺尖部与尿道外括约肌解剖位置紧密,若术中出血较多、术者解剖结构认识不清晰极易损伤外括约肌;开始汽化前须仔细观察精阜位置、形态,术中时刻牢记精阜标志,时时注意观察。建议最后汽化处理前列腺尖部,此时应该以精阜为标志,高功率快速转动光纤管,避免在一处汽化时间过长,以免因热弥散效应损伤尿道括约肌。

（3）膀胱颈挛缩:PVP 术后间隔数月梗阻症状再发,特别是在短期内又出现梗阻症状,可能是由于膀胱颈挛缩所致。膀胱镜检查可作出诊断,一般可在镜下见膀胱颈口瘢痕形成,并明显缩窄,有时仅见一细孔与膀胱相通,有时可完全闭锁。其发生的主要原因为术中凝固面积过大、过深,膀胱颈环形纤维变性、坏死,形成瘢痕,产生颈口挛缩;操作不熟练及时间长;膀胱颈部及三角区的损伤穿孔,术后组织纤维化修复、愈合引起狭窄;术后留置导尿管时间过长、气囊注水过多、牵引过度等。

笔者认为膀胱颈挛缩可能与膀胱颈增生的纤维组织汽化不彻底、止血时膀胱颈过度碳化有关。单点的局部持续照射将会因为热弥散效应而作用于深层组织,同时由于局部没有足够的能量使组织汽化,最终导致深部组织蛋白变性,这种条件下将不会如前述的在局部组织表面形成 1~2mm 厚的凝固层,而是在局部的深部组织形成较为明显的瘢痕。国外报道的 PVP 术后膀胱颈挛缩的发生率为0~8%，Okamura等研究显示，术后膀胱颈挛缩的发生率为0.4%，而Bachmann的研究则显示膀胱颈挛缩的发生率高达7.8%。各单位在膀胱颈挛缩发生率方面得到结果大相径庭，与术者技术以及术中的判断有着直接联系。为减少术后膀胱颈挛缩的发生，术中应尽量将膀胱颈后唇汽化平整，使后尿道与三角区处于同一平面，彻底消除膀胱出口处的门槛，以利于黏膜生长覆盖创面；膀胱颈部止血时应做到精准、快速，避免大面积、长时间烧灼，主要以高功率的汽化方式为主，尽量避免应用低功率凝固。遇有少量出血时在不影响视野的前提下应该持续不断地向深部汽化，在手术结束时再修整创面，处理小的出血点。另外术后留置导尿管应做到不牵拉、尽早拔除，留置导尿管期间预防感染等。

（4）尿道狭窄：尿道狭窄常在术后3~4周出现，临床表现为尿线变细或排尿困难。术后尿道狭窄常发生在尿道前列腺尖部和尿道外口。主要与激光镜鞘较粗，进镜时动作粗暴，强行插入，致尿道外口撕裂，术后出现瘢痕收缩；术中尿道润滑不够，镜鞘反复拉动导致尿道口黏膜损伤；术后留置导尿管时间过长、尿道炎症以及局部瘢痕体质等因素有关。据报道TURP术后尿道狭窄发生率为2.2%~9.8%，一项国外的单中心最大规模的报道包含了500例患者，术后随访3年的患者达26.2%，尿道狭窄的发生率为3.6%。

笔者单位尿道狭窄发生率仅为1.0%。为减少尿道狭窄的发生，术中应适当应用润滑剂；轻柔操作尿道内器械；直视下进镜，进镜时沿一个方向转动镜鞘缓慢进镜；手术过程中经常在镜鞘表面涂抹润滑剂以减少镜鞘与尿道黏膜的摩擦；留置导尿管不牵拉、尽早拔除，留置导尿管期间预防感染。

（5）感染：因经尿道手术非清洁手术切口，易引起感染，因此PVP的感染发生率与其他类型经尿道手术无明显差别。Okamura的研究显示，PVP术后尿路感染发生率为5%，与TURP、TURis（transurethral resection of prostate in saline，经尿道等离子电切除术）、HoLAP、HoLEP感染发生率无明显差异。降低术后感染发生的关键在于有效控制术前感染、严格的术中无菌操作、有效的术后护理，尤其是对于术前长期留置导尿管的患者，笔者经验显示，在手术开始前，拔除尿管之后应用碘伏盐水冲洗尿道可以明显降低这部分患者术后感染的发生率。

五、注意事项

1. 为减少术中出血，保持视野清晰，建议从一个平面开始，逐步有序地进行汽化，不要同时汽化多个面。

2. 为提高汽化效率，减少术中出血，汽化时应注意掌握光纤与前列腺组织间的距离（约0.5mm，即光纤直径的1/3）和激光束"扫过"组织的速度。

3. 光纤有黏附时会导致汽化效率降低,光纤使用寿命缩短,因此应及时清除黏附于光纤的组织。

4. 手术时应该主要以高功率的汽化方式为主,尽量避免应用低功率凝固,这一点对于预防尿道狭窄及膀胱颈挛缩至关重要。

5. 术中应注意精阜标志,处理前列腺尖部时,应尽量避免超越精阜,避免在此处汽化或凝固时间过长,以免损伤尿道外括约肌导致术后尿失禁。

6. 使用直输出光纤时,应特别留意双侧输尿管开口的位置,避免输尿管口被激光灼伤,导致术后肾积水。

7. 结束之前注意将膀胱内的前列腺组织碎屑完全冲出,以防术后堵塞尿管。

8. 术后应密切注意尿管引流情况,保持尿管引流通畅。

第四节　半导体激光在良性前列腺增生治疗中的应用

一、980nm 半导体激光在良性前列腺增生治疗中的应用

980nm 半导体激光是一种波长为 980nm 的近红外激光,其波长正好符合水和血红蛋白最高联合吸收率,因而具有良好的组织消融和止血能力。

（一）适应证

980nm 激光可以用于前列腺汽化术、剜切术和剜除术,因此适合因良性前列腺增生（BPH）导致严重的下尿路症状（lower urinary tract symptoms,LUTS）保守治疗无效或患者不愿接受保守治疗者,也可用于 BPH 导致的反复感染、血尿、膀胱结石和慢性尿潴留,甚至反复出现急性尿潴留或长期残余尿增多导致双侧上尿路积水进而影响肾功能者。由于 980nm 激光有良好的止血功能,故 980nm 激光前列腺汽化术也可用于服用抗凝血药的 BPH 患者。

（二）禁忌证

有严重心、肺功能疾病,怀疑患者为前列腺癌,或伴有其他手术禁忌证患者不能接受 980nm 激光手术。由于 980nm 激光组织穿透深度较深,特别是使用功率比较大的时候,因此有瘢痕体质、膀胱颈挛缩、尿道狭窄的患者不宜采用 980nm 激光手术。

（三）手术方法及技巧

980nm 激光可以用于前列腺剜除术、汽化术和剜切术,具体方法同 1 470nm 激光手术,手术方法将在下文介绍 1 470nm 激光部分进行阐述。

（四）并发症及处理

980nm 激光前列腺手术是一个相对较为安全的手术,术后并发症与

1 470nm 激光前列腺手术类似,但由于 980nm 激光的组织穿透深度明显比 1 470nm 激光深,因此采用汽化、切割为主要手术方式的患者术后组织水肿相对较为严重,术后导尿管留置时间至少 5 天,同时警惕膀胱颈挛缩的发生。

（五）注意事项

由于 980nm 激光组织穿透深度较深,特别是使用大功率激光进行手术时,因此尽可能避免用该种激光做前列腺汽化或剜切的手术,以免导致手术区域坏死、组织厚度过厚,术后坏死组织感染或脱落过程中产生长期的尿路刺激症状。980nm 激光前列腺剜除术与多数连续波激光前列腺剜除手术方法类似,主要是找到增生腺体与外科包膜层面后用镜鞘推剥剜出腺体,而激光主要用于切割两者间的纤维连结组织、止血,较小功率激光就能满足这个要求。小功率 980nm 激光对深层组织干扰小,因此手术造成的膀胱颈挛缩、尿道外括约肌损伤的概率小,可以取得比较满意的手术效果。

早期 980nm 半导体红激光主要用于进行前列腺汽化切除术,虽然在止血、切割方面有着良好的表现,但是研究显示凝固层厚,热损伤较大,术后有一定的相关并发症。有文献报道,一款新型的 980nm 激光设备,在其激光系统加入了"二极管软件控制系统",实现了超薄凝固层,150~200W 条件下仅为 0.16~0.41mm,使用这套设备进行前列腺手术更为安全。

二、1 470nm 半导体激光在良性前列腺增生治疗中的应用

1 470nm 半导体激光是一种波长为 1 470nm 的近红外激光,具有较强的组织吸收率和较浅的穿透深度。由于独特的激光特性,应用 1 470nm 激光进行前列腺手术的光纤有侧输出光纤、弧形光纤和直输出光纤 3 种,而前两种光纤主要用于前列腺的汽化手术,具有操作简单、学习曲线短、术中出血少和患者术后恢复快等优点。有文献报道,由于 1 470nm 激光良好的止血效果,BPH 手术患者术前不必停止抗凝治疗,且激光的非电导性对心脏起搏器信号无影响,手术中膀胱内冲洗液使用电解质溶液,可避免经尿道电切综合征的发生。

（一）适应证

同 980nm 激光前列腺手术。

（二）禁忌证

同 980nm 激光前列腺手术。相比钬激光和铥激光,1 470nm 激光的组织穿透深度略深,对于有瘢痕体质、膀胱颈挛缩、尿道狭窄的患者,还是慎用 1 470nm 激光进行前列腺手术,或尽可能采取前列腺剜除的手术方式,术中应用低能量激光切割和点状止血。

（三）手术方法

现有的 1 470nm 激光设备基本能满足临床不同大小前列腺手术需求,可

以根据前列腺大小,灵活采取前列腺汽化术、前列腺汽化切除术及经尿道前列腺解剖学剜除术等个体化的手术方式,也可以术中灵活组合应用上述术式,如前列腺腺体较小(30g左右),可以采用侧输出光纤或直输出光纤行前列腺汽化术;对中等大小前列腺(如50g左右),可以采取直输出光纤TURP式前列腺汽化切除术,或前列腺整体剜除术;对较大的腺体(80g以上)可以行前列腺剜除术,这样可以很好地兼顾手术效率及安全性。

1. **侧输出光纤前列腺汽化术**[14]　应用侧输出光纤进行前列腺汽化术更接近于传统的TURP手法,光纤头侧方与前列腺腺体组织的接触面更广、更贴合,通过伸缩及摆动光纤,控制光纤头侧面发出的激光束汽化组织。1 470nm激光侧输出光纤系统具有快速的汽化消融速度和良好的止血效果,操作的稳定性和精确性较好,手术视野清晰,可增加手术安全性,减少失血等手术副损伤,具有一定的TURP手术基础的术者很容易掌握这种手术方式。1 470nm激光直输出光纤系统也能完成前列腺汽化术。

目前市场上提供的1 470nm半导体激光手术治疗系统,最大功率为150W。有配套使用的循环式前列腺电切镜及侧射激光专用操作手件(图4-19)。手术以生理盐水为介质,应用80~150W能量非接触式汽化切除组织,光纤距待汽化组织创面0.5~2.0mm。

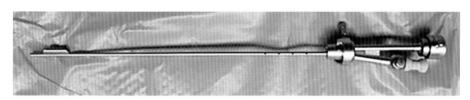

图4-19　侧输出光纤工作手件

(1)手术麻醉:可以采取脊椎麻醉、硬膜外阻滞或全身麻醉。

(2)手术体位:截石位。

(3)手术方法与技巧

1)观察膀胱颈和前列腺段尿道,确认前列腺尖部位置、尿道外括约肌环与精阜的位置关系,识别双侧输尿管开口,谨防损伤。

2)手术一般多从膀胱颈开始,使用激光照射增生的腺体组织,以边退边转动光纤的蚕食方式逐层汽化前列腺中叶组织,缓慢移向精阜前方,深度达前列腺外科包膜。先处理前列腺中叶是因为汽化前列腺中叶相对比较好操作,中叶组织汽化消除后,能建立顺畅的冲洗液进出通道,同时也有助于识别正常的解剖标志,保护输尿管开口及尿道外括约肌。

3)依次汽化前列腺侧叶及前叶,最后修整前列腺尖部。

4）术后留置 22F 三腔气囊导尿管,无须行尿道外口加压固定。术后膀胱冲洗 12~24 小时。

（4）并发症及处理

1）出血与止血:虽然 1 470nm 激光具有良好的术中止血能力,但仍需掌握好止血技巧。目前市面上的 1 470nm 激光手术设备大多具有汽化和止血两个操作模式,两个模式激光的输出方式并无差异,只在输出功率上有所调整,低功率模式（如 30W）用来止血,高功率模式（如 120W）可以用于汽化和切割组织。

低功率激光,可以采取接触式止血,看准出血点后,将激光光纤顶端轻轻接触出血点发出激光止血即可;对于高功率激光,若采取接触式止血会导致深层组织汽化损伤,难以控制出血,此时可以将激光光纤在发光状态距出血点由远到近逐渐靠近出血点,达到刚好能控制出血的距离即可。对于比较大的动脉出血点,有时针对出血点难以控制出血,可以观察出血点血管走行方向,在出血点的上游方向止血,往往能起到很好的效果。

2）包膜损伤:在汽化手术过程中,须始终注意前列腺外科包膜的弧形界面,汽化深度适可而止,谨防包膜损伤。包膜损伤后,可以看到明显的脂肪光泽样组织,若没有明显出血,不再在包膜损伤处操作,并尽快结束手术,以免术中冲洗液外渗导致大量的水被吸收;若前列腺外科包膜损伤,遇到包膜外静脉窦出血,此时尝试用激光止血很难成功,可留置导尿管,加压牵引持续冲洗,冲洗液保持清亮 10~15 分钟后,可尝试继续手术,或结束手术。

3）经尿道电切综合征:经尿道电切综合征（transurethral resection syndrome, TURS）是经尿道前列腺切除术（TURP）最严重的并发症之一,多发生于 TURP 术中或术后早期,主要的原因是机体手术创面对冲洗液大量、快速地吸收而引起的以稀释性低钠血症及循环超负荷为主要特征的临床综合征。1 470nm 激光有着良好的凝固止血功能,快速汽化和凝血基本同步完成,减少了血管床开放时间和冲洗液进入血液循环的机会,因此可减少水中毒的发生率,减轻对机体内循环的影响。且术中灌注液为生理盐水,少量吸收对内环境的影响较小。

4）术后排尿困难:前列腺腺体较小的患者,行 1 470nm 激光汽化术,激光可穿透手术创面,导致创面下组织水肿,过早拔出导尿管仍会造成膀胱输出道梗阻,排尿困难。对术后早期拔除导尿管后仍有排尿困难的患者,可以尝试再留置导尿管引流,同时服用 α 受体阻滞剂,5~7 天手术创面下组织水肿消退后,再拔出导尿管。

5）术后膀胱颈挛缩:激光汽化膀胱颈组织,手术创面较广,为尽可能避免继发膀胱颈挛缩,处理膀胱颈部时,可适当降低激光功率。患者术后早期排尿通畅,一段时间后出现逐渐加重的排尿困难,尿线变细,可尝试进行尿道扩张,若尿道探子在膀胱颈处受阻,可行尿道膀胱镜检查,并做相应处理。

（5）注意事项:在前列腺手术过程中使用激光功率大小和照射时间长短差异会导致组织的切割、凝固层深度不同,术中应遵循功率高、时间短,则切割汽化强、凝固浅;功率低、时间长,则切割汽化弱、凝固深的治疗原则灵活应用。

虽然该系统手术操作与传统 TURP 手术并无太大差异,仍应注意对输尿管开口及尿道括约肌的保护。汽化膀胱颈部腺体时,由于此处血管较为丰富,宜采用 80~100W 相对较小的功率进行汽化,能够获得最佳的止血效果;当开始汽化切割前列腺腺体主体时,可将功率调至 120~150W,以提高汽化效率。在处理前列腺尖部时调小功率至 80W,并与组织保持一定距离以避免热损伤尿道外括约肌。

2. 1 470nm 激光直输出光纤 TURP 式前列腺汽化切除术[15]　虽然 1 470nm 激光的汽化功能较强,但因为激光最大功率受到限制,对于体积稍大的前列腺,单纯汽化手术时间还是比较长。为加快手术速度,术中可以采用类似 TURP 的方法,应用直输出光纤将增生的前列腺腺体进行小块切割,组织间切割不平整的地方可以用激光汽化切除,可显著加快手术进度。

（1）手术麻醉:可以采取脊椎麻醉、硬膜外阻滞或全身麻醉。

（2）手术体位:截石位。

（3）手术方法与技巧:手术以生理盐水为介质,术中使用循环式前列腺电切镜及直输出光纤专用操作手件,600~800μm 直输出光纤（图 4-20）。

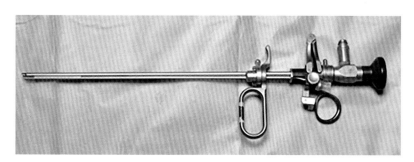

图 4-20　直输出光纤工作手件

1）手术前观测双侧输尿管开口与膀胱颈内口、前列腺中叶间关系,以及精阜和尿道外括约肌位置,以防损伤。

2）手术首先汽化切除前列腺中叶。像 TURP 手术步骤一样,手术从膀胱颈开始,逐步向前列腺尖部汽化切割,这样能保证术中冲洗通道通畅,减少术中出血或气泡对操作的干扰,手术视野清晰,切除的组织也可顺畅地冲入膀胱腔内一起取出。对中叶增生不明显的腺体,可以从一侧侧叶膀胱颈端开始。

分别从前列腺中叶两侧 5 点和 7 点处切开膀胱颈,深度达膀胱颈环形纤维水平,切口纵行向精阜方向延伸汽化切割形成两条沟槽,沟槽底端尽量达前列腺外科包膜平面,至精阜近端两侧。横向切开精阜前方尿道黏膜,两侧与侧方沟槽汇合。沿包膜与腺体间隙向膀胱颈方向掀起中叶腺体,有组织粘连带或出血灶时用 80~100W 激光切开或止血,延伸接近膀胱颈部时,根据中叶大小,将其切割成小块推入膀胱。

3)于膀胱颈 12 点处向前列腺尖部纵行切开前列腺前叶,远端至尿道外括约肌内侧约 1cm。沿尿道外括约肌内侧 0.5~1cm 弧形切开尿道黏膜及前列腺腺体,以前列腺中叶创面为手术参照平面,采取类似于 TURP 的手术步骤,从膀胱颈向尿道远端逐块汽化切割左侧增生的腺体组织至前列腺外科包膜平面,并将切除的块状腺体推入膀胱。

4)同样方法逐块切除前列腺右叶。

5)降低激光能量,光纤距离尿道外括约肌 0.5~1cm,保护好尿道外括约肌,汽化消融修整前列腺前叶及尖部。

6)用冲洗器吸出膀胱腔内组织块。检查手术创面无明显出血后留置 22F 三腔导尿管,生理盐水持续冲洗。

(4)并发症及处理:虽然本术式较完全性前列腺汽化术提高了手术效率,但激光对前列腺组织的影响两者基本一致,因此术中、术后并发症相同。

(5)注意事项:本术式主要目的是将增生的腺体组织切割成小块,大小宜以能通过镜鞘经冲洗器取出为宜,这样可增加汽化切割效率,也不需要用组织粉碎器粉碎、取出组织。术中需要控制切除组织块的体积,最大径约 1cm(电切镜贴近旋切下的组织,能看到组织块全貌),组织块太大会导致经操作镜取出困难;太小需要切割更多的组织块,切割时间偏长,效率不高。

3. 1 470nm 半导体激光前列腺剜除术(diode laser enucleation of the prostate,DiLEP)[16] 为了较为彻底地去除增生的前列腺组织,提高手术效率,缩短麻醉及手术时间,最大限度减少 BPH 复发的可能,可以采用 1 470nm 激光的直输出光纤,结合剜除技术及钝性剥离手法,用镜鞘将腺体与外科包膜分离,类似于开放前列腺切除术中用示指分离前列腺包膜与腺体,或等离子前列腺剜除术的手术方法,在外科包膜与增生腺体层面逆向切割,进行解剖性前列腺剜除手术,同时将激光热损伤程度降至最低。

(1)手术麻醉:可以采取脊椎麻醉、硬膜外阻滞或全身麻醉。

(2)手术体位:高截石位,双侧下肢尽可能地外展,以免手术过程中下肢影响操作镜的摆动幅度。

（3）手术方法与技巧：手术以生理盐水为介质，术中使用循环式前列腺电切镜及直输出光纤专用操作手件，600~800μm 直输出光纤（图 4-20）。

对小体积前列腺可以整体剜除；对体积较大的前列腺（如 80g 以上），可以采取分叶剜除的方法进行。分叶剜除一般按前列腺形态分为中叶、左叶和右叶 3 个部分完成，中叶增生不明显的患者，也可以按左、右叶分两叶剜除。分叶剜除，分区域剥除增生腺体，手术创面相对较小，容易控制术中出血，可减少因整体剜除、大面积剥离造成的创面过大，部分供养血管止血不彻底及渗血等造成的术野不清、出血过多、误伤等问题。且分叶剜除，切除一叶腺体后，可以有效腾出前列腺腺窝内的部分空间，彻底止血后，再转入对另一叶腺体的剥离与切除，这样剜除的腺体有较大的移动度，便于镜鞘对腺体的剥离和切除，操作更为便利。

手术前观测双侧输尿管开口与膀胱颈内口、前列腺中叶间关系，以及精阜和尿道外括约肌位置，以防损伤。手术可分为 6 个主要步骤［下文 1）~6）］：

1）抬中叶（图 4-21）：从膀胱颈 5 点、7 点处汽化切割，以约 100W 的能量制备两条沟槽，从膀胱颈延伸至精阜前方。从精阜前方掀背式剥脱前列腺中叶，剥脱的腺体推入膀胱。

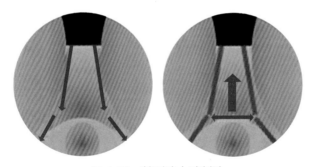

图 4-21　前列腺中叶剜除

2）劈前叶（图 4-22）：在 12 点处由膀胱颈至尿道外括约肌内侧约 1cm 处纵行切一条槽沟。

3）剥左叶（图 4-23）：从精阜左前侧用小功率激光切开尿道黏膜，用镜鞘头端沿切开的尿道黏膜向侧上方推移左侧增生腺体，寻找增生腺体与外科包膜层面，沿该层面向左侧扩展，形成一个内侧为球状增生前列腺腺体（图 4-24 中 1 所示），顶部为前列腺尖部外科包膜（图 4-24 中 2 所示），外侧为侧方前列腺外科包膜（图 4-24 中 3 所示）

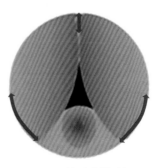

图 4-22　前列腺前叶切开

的三角形间隙。用小功率激光在尿道外括约肌下方 0.5~1cm 处横行切开前列腺尖部的外科包膜,内侧至分离的前列腺腺球体;再沿分离的间隙继续向 12 点中线方向分离,分离出新的间隙后,将前列腺尖部外科包膜切口向中线延伸直至与前叶 12 点处的沟槽汇合。以前列腺尖部的左侧腺体与外科包膜间间隙层面作为起始层面,沿外科包膜表层逐渐向膀胱颈方向剥离前列腺左叶,剥离的腺体推入膀胱。在剥离过程中遇到粘连的组织时用激光切开,并用激光控制明显的活动性出血。

4)撬右叶(图 4-23):同法从精阜右侧起始剥离前列腺右叶,并推入膀胱。

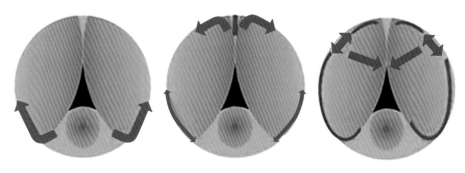

图 4-23　前列腺两侧叶剜除

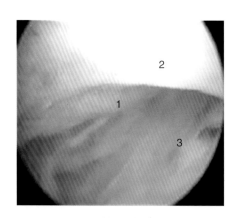

图 4-24　左侧前列腺尖部三角间隙

1 为前列腺左叶;2 为前列腺尖部外科包膜;3 为前列腺左外侧外科包膜。

5)平创面:将剜除的腺体推入膀胱后,检查前列腺外科包膜内侧面,用约 100W 的功率直接汽化残留的增生腺体组织,汽化深度可参考剜除过程中暴露的前列腺外科包膜内侧面。寻找、控制手术创面的出血点。

6）修尖部（图 4-25）：将手术镜退回至尿道膜部远端观察前列腺尖部，若尖部有残余增生腺体，可以用小功率激光汽化或小块切除。

7）更换组织粉碎器粉碎、取出组织，对难以粉碎的结节样组织，用激光汽化缩小腺体后取出。粉碎操作时应充分充盈膀胱，保持视野清晰，以免负压吸引膀胱壁造成组织粉碎器对膀胱壁的损伤。

8）术后经尿道留置 22F 三腔气囊导尿管，持续膀胱冲洗。

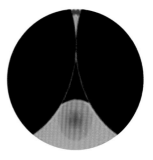

图 4-25　修整前列腺尖部

（4）并发症及处理：1 470nm 激光前列腺剜除术，术后早期压力性尿失禁的发生率比较高，主要与前列腺尖部增生腺体组织去除彻底和尿道外括约肌一过性损伤等因素相关。在剜除手术过程中，需要借助镜鞘的力量分离增生腺体及外科包膜，镜鞘的撬动对尿道外括约肌造成可逆性的牵扯和拉伤，会导致术后早期尿失禁。对于老年或前列腺腺体较大的患者，更容易发生这种情况。分叶、分部位的前列腺剜除手术，可减少对尿道外括约肌的损伤，降低术后早期尿失禁发生率。由于括约肌的完整性仍保留，因此术后一过性压力性尿失禁多在 3 个月内逐渐恢复。

笔者对本单位 46 例行 1 470nm 激光前列腺分叶剜除的患者进行观察，初步结果显示该术式具有术中出血少，无经尿道电切综合征，术后膀胱冲洗及留置导尿管时间短，出院快等优点。少数患者术后早期有尿频、尿急表现，特别是术前尿动力学检查有明显膀胱逼尿肌不稳定性收缩的患者，使用 M 受体拮抗剂，对症处理后患者的症状多可逐步好转。

（5）注意事项：采用六步法行 1 470nm 激光前列腺剜除术，术中遵循"识别标志，谨防损伤；中叶优先，建立通道；分叶剜除，点状修理；由里及表，由后向前"的原则。在 6 个步骤中，第一步最为重要，首先剜除中叶，其中一个原因是中叶最容易识别、剥离，从精阜前方将 5 点、7 点侧槽沟横向汇合，再用手术镜鞘从 6 点处向上剥离中叶。寻找腺体与包膜间隙的时候，可以用手术镜镜鞘轻轻掀起中叶远端，可以看到颜色发白，表面光滑，并有横向血管纹理走行的前列腺外科包膜内侧面，有时可以看到血管断端出血。用激光光纤以 30W 的能量打断腺体与包膜间粘连带，遇到明显的出血点可以进行点状止血；另一个原因为将中叶剜除后，术中冲洗液进出畅通，可以很容易地将手术汽化过程中产生的气泡或出血冲走，手术视野清晰，而且在后续的剜除过程中，若有解剖不清的情况可以退回到中叶层面，帮助辨认组织层次。

在中叶剜除后，在 12 点方向沿膀胱颈内口向前列腺尖部、尿道外括约肌内侧纵行切开一条槽沟,尽可能达到前列腺外科包膜水平,分离左、右叶。精阜处于前列腺腺体尖部,此处增生的腺体较薄,容易推动与外科包膜分离。分别用镜鞘的侧方剥左叶、撬右叶,1 470nm激光为连续波,分离腺体和包膜,还须用镜鞘的机械力,如同等离子前列腺剜除术般,分叶剜除,腺体的移动度大,易于操作,同样将腺体由前列腺尖部逐步向膀胱颈部推移,剜除操作的时候须充分考虑前列腺外科包膜弧形的内侧面结构特点,用直输出光纤以小功率打断腺体与包膜间粘连带,并及时止血。对不易剥脱的腺体,可依包膜内侧面的弧度走向,采用100~120W的能量锐性切开。

对于体积偏小的腺体,经验丰富的术者可采用沿外科包膜层面做360°完整剥离剜除的方法,完整移除增生的腺体组织。前列腺的整体剜除与分叶剜除类似,但不需要用激光在前列腺段尿道内制备5点、7点和12点3处沟槽,直接在精阜前方倒“U”形切开尿道黏膜,用镜鞘头向左侧方向分离出左侧腺体与包膜间隙,同分叶剜除的方法,沿尿道外括约肌内侧约1cm处弧形切开前列腺尖部外科包膜,尽可能向中线方向延伸;沿左侧腺体与包膜间分离的间隙,在精阜前方横行向右侧水平潜行,顺势分离中叶、右叶腺体与外科包膜间隙,沿右侧尿道外括约肌内侧约1cm处弧形切开前列腺尖部外科包膜,向中线及左侧延伸,与左侧切口相汇合。沿前列腺外科包膜从前列腺尖部纵向平行向膀胱颈部潜行,推进、剥离增生腺体,从1~2点、10~11点方向突破膀胱颈前列腺外科包膜,进入膀胱,沿膀胱颈口弧形切开膀胱颈前列腺外科包膜及尿道黏膜,完整剥离增生腺体,推入膀胱。

第五节　铥激光在良性前列腺增生治疗中的应用

一、铥激光剥橘式前列腺汽化切除术

2004年,夏术阶在国际上首创2μm激光(铥激光)剥橘式前列腺汽化切除术,取得满意的临床治疗效果,并于2005年首次报道2μm激光(铥激光)治疗良性前列腺增生(BPH)[17]。铥激光前列腺汽化切除术中的优势在于有效利用了铥激光强大的汽化、切割和止血功能,在切割中兼具汽化功能,切割与汽化是同时进行的,比单纯切除或汽化效率高。术中出血极少,手术视野清晰。切除的组织瓣足够小,能通过冲洗或钳夹取出,无须组织粉碎器。该术式操作简单、安全性高、疗效好,充分利用和展示了铥激光的优势[18]。

(一)手术适应证

与传统TURP手术适应证基本一致。有中、重度LUTS并已明显影响生活质量的BPH患者,尤其是药物治疗效果不佳或拒绝接受药物治疗的患者可

选择铥激光手术治疗。当 BPH 导致以下并发症时,建议采用手术治疗:①反复尿潴留(至少在 1 次拔管后不能排尿或两次尿潴留);②反复血尿,药物治疗无效;③反复尿路感染;④膀胱结石;⑤继发性上尿路积水(伴或不伴肾功能损害)。需要指出的是,在出现上述绝对手术指征时,相当一部分患者膀胱功能已发生不可逆的损伤。鉴于铥激光手术的安全性和有效性,我们建议如果患者因下尿路梗阻导致 LUTS 并影响生活质量,可考虑尽早手术干预。对于前列腺体积大小无限制。

由于铥激光良好的止血功能,对于部分因各种原因无法停用口服抗凝血药的患者,采用该术式是安全的。

(二)手术禁忌证

经过评估排除 6 个月内心肌梗死、脑梗死、严重心肺功能不全及未得到控制的出血性疾病等系统疾病禁忌证,以及麻醉禁忌后,该术式并无绝对禁忌证。

(三)手术方法和技巧

1. 连续硬膜外麻醉或全麻,取截石位,常规消毒铺巾。

2. 于精阜近侧横行切开中叶组织做标记,深至外科包膜。

3. 分别于 5 点、7 点处切开前列腺组织形成两个标志槽,从膀胱颈至精阜标记处,深至外科包膜。

4. 将中叶组织由膀胱颈至精阜近端反复一分为二切开至外科包膜,形成数个"橘子瓣"。

5. 由精阜处沿外科包膜平面将"橘子瓣"逐个切除,直至清除所有中叶组织。

6. 退镜至尿道外括约肌处,于括约肌近端切开顶叶组织,范围为 11~1 点,形成顶叶标志槽。

7. 再次辨认尿道外括约肌,于外科包膜平面从 5 点处沿括约肌近端向上划弧并与顶叶标志槽汇合。

8. 沿此平面向膀胱颈方向反复划弧汽化切割,将左叶腺体与外科包膜平面分离,直至近膀胱颈处,保留部分组织以供组织球附着。

9. 沿尿道平行方向将大部游离的左叶腺体呈"橘子瓣"样逐步切除。

10. 同法切除右叶腺体。

11. 用冲洗器将膀胱内前列腺组织吸出,创面彻底止血。在创面快速移动光纤,以使创面平整光滑。留置三腔导尿管。

(四)并发症及处理

1. 出血

(1)术中出血

原因:前列腺血管丰富、术前感染、长期使用抗凝血药、高血压及糖尿病等导致血管硬化,术中损伤静脉窦。

处理:调低激光功率(37.5~50.0W),加大冲洗液压力,找到出血血管根部,保持一定距离,点对点止血。若出血考虑静脉窦损伤所致,立即停止手术,留置导尿管,牵拉压迫止血。

(2)迟发性出血(术后2~4周)

原因:创面感染、大便干结、过早剧烈活动、勃起。

处理:注意宣教,抗感染,留置导尿管适当牵拉压迫止血,持续膀胱冲洗,通常不需要二次手术止血。若持续活动性出血,则需要及时经尿道铥激光止血。

2. 感染

原因:术前反复尿潴留者、留置导尿管者、糖尿病患者以及高龄抵抗力低下患者容易发生术后感染。

处理:抗感染治疗。根据尿液培养结果选用敏感抗生素。术中发现膀胱内存在大量脓性分泌物者,需要反复冲洗膀胱,必要时暂停手术,待感染控制后再行手术治疗。

3. 输尿管口、膀胱损伤

原因:①较大体积前列腺突入膀胱,剜除时"钻入"膀胱颈底部;②输尿管口距离膀胱颈较近,处理膀胱颈部腺体时误伤。

处理:铥激光误切输尿管开口通常不会造成管口狭窄或闭锁,一般无须特殊处理。对膀胱损伤者须根据损伤具体情况采取相应措施,包括开放修补或者留置导尿管自行愈合。

4. 尿失禁　由于该术式对尿道外括约肌的良好保护,几乎不会发生真性尿失禁。多数为短暂的急迫性尿失禁和压力性尿失禁。

压力性尿失禁:术后尿道闭合压不够所致,绝大部分可自愈。防治:术中仔细辨认尿道外括约肌,在直视下处理前列腺尖部,此处处理相对保守,保留的尿道黏膜不宜过短。

急迫性尿失禁:膀胱逼尿肌不稳定,创面刺激。

处理:无须特殊处理,可短期内自行恢复。注意向患者做好宣教。

5. 尿道狭窄

原因:主要是操作镜鞘引起的尿道黏膜损伤所致,主要表现为尿道外口狭窄或者尿道球部狭窄。

处理:术后行定期尿道扩张有效。对尿道外口狭窄明显的患者术中行尿道外口成形术。术中使用24F操作鞘能有效减少术后尿道狭窄的发生。

6. 术后膀胱颈挛缩

原因:膀胱颈部组织的过度切除导致瘢痕愈合;膀胱颈部组织的热损伤

导致瘢痕形成；与患者自身体质有关,吸烟是明确的危险因素。

处理:早期定期行尿道扩张有效;多数患者可能需要再次经尿道手术行瘢痕切除,对反复发生者需要瘢痕切除＋局部注射长效糖皮质激素;对部分顽固性膀胱颈部挛缩者可考虑行膀胱颈 V-Y 成形术。

（五）注意事项

1. 激光能量设置。建议汽化切割:100~125W,止血:37.5~50.0W。

2. 铥激光止血须做到点对点,对准出血点根部方有效。

尽量保持切割创面平整,光纤移动速度不宜过慢,以免形成过多焦痂。

处理尖部时,直视下以尿道外括约肌作为定位标志,而不是将精阜作为标志,以免残留过多前列腺尖部组织。

3. 该方法无须组织粉碎器,因此对于尿道条件较差的患者,建议配备使用 24F 外鞘操作,以免造成术后严重尿道狭窄。

二、经尿道铥激光前列腺剜除术

（一）手术适应证

同铥激光剥橘式前列腺汽化切除术。

（二）手术禁忌证

同铥激光剥橘式前列腺汽化切除术。

（三）手术步骤和方法

1. 连续硬膜外麻醉或全麻,取截石位,常规消毒铺巾。

2. 于精阜旁 5 点和 7 点处用激光汽化切割及镜鞘钝性分离相结合的方式,切开尿道黏膜,显露前列腺外科包膜,并用镜鞘钝性撬剥的方式将层面分别向两侧扩展至 3 点和 9 点处。

3. 将中叶层面用镜鞘撬剥的方式推进至膀胱颈,在 5 点和 7 点处切开前列腺组织,将中叶推入膀胱,创面止血。

4. 直视下定位尿道外括约肌,将激光手柄旋转 180°,在 12 点于括约肌内侧约 0.5cm 处切开尿道黏膜及前列腺顶叶组织直至膀胱颈部,形成标志沟,此标志沟两侧范围为 1~11 点,深度不强调达外科包膜层面。

5. 再次定位括约肌,紧贴增生腺体用激光锐性离断前列腺尖部。逆时针从 3 点向上推进与顶部标志沟汇合,以镜鞘撬剥的方式维持层面,用激光对创面进行止血。最后将左叶推入膀胱。同法处理右叶。

6. 用激光止血模式修整前列腺腺窝并彻底止血。

7. 置入组织粉碎器,将剜除腺体粉碎、吸出,并送病理检查。

（四）手术并发症

同铥激光剥橘式前列腺汽化切除术。相对而言,解剖性剜除患者临时性尿失禁发生率要高于汽化切除术,这点须与患者及其家属进行充分的术前沟通。

（五）注意事项

1. 解剖性剜除相对容易发生临时性尿失禁,因此在剜除过程中应尽量减少对前列腺尖部尿道外括约肌的牵拉和压迫。要求直视下定位括约肌,锐性离断尖部,力求无张力离断,保证处理尖部时维持括约肌的完整形态。

2. 大体积前列腺通常血供丰富,撬剥式剜除容易出现大面积渗血,建议边剜除边止血,不要等到将腺体剜除以后再整体止血。

3. 顶部组织不要求彻底剜除,顶部标志槽不要求达外科包膜层面,适当留少量顶部组织对术后临时尿控有好处。

三、经尿道铥激光前列腺剜切术

铥激光剥橘式前列腺汽化切除术尽管得到广泛应用,但是对于大体积前列腺(体积大于80ml)手术时间相对较长。铥激光剜除术主要是利用镜鞘的钝性推剥分离外科包膜层面,然后用铥激光在包膜层面上对血管断端进行点对点止血,因此对于大体积腺体,这种推剥式剜除可能因止血不彻底出现术中视野不清或术后迟发性出血。铥激光剜切术利用铥激光强大的汽化、切割和止血功能,沿外科包膜将前列腺组织分3叶或者2叶完整汽化剜除并推入膀胱,用组织粉碎器将腺体粉碎、吸出。这种方法对于大体积前列腺具有特别优势,能显著缩短手术时间。因在汽化切除的过程中同时封闭了血管,因此出血极少,手术视野清晰。在处理前列腺尖部时,对尿道外括约肌和尿道黏膜没有牵拉,术后极少发生临时性尿失禁[19-20]。

（一）手术适应证

同铥激光剥橘式前列腺汽化切除术。

铥激光前列腺剜切术适用于不同体积的增生前列腺,尤其适用于大体积前列腺。

（二）手术禁忌证

同铥激光剥橘式前列腺汽化切除术。

（三）手术步骤和方法（三叶法）

1. 在精阜前方划倒U形标志槽,深达外科包膜。

2. 在5点和7点处分别切两道标志槽,范围从膀胱颈到U形标志处,深达外科包膜。

3. 沿外科包膜平面将中叶整块汽化切除推入膀胱。

4. 辨认尿道外括约肌,紧贴括约肌内侧向膀胱颈方向汽化切除顶部组织,两侧可达10点及2点处。此处建议保留薄层腺体组织,能明显减少术后临时性尿失禁的发生。

5. 再次辨认尿道外括约肌,紧贴尿道外括约肌内侧将前列腺尖部尿道黏膜从 5 点向 2 点方向汽化切除离断。注意离断时由浅入深逐步深入到达外科包膜,保持无张力状态,以避免对括约肌的牵拉。

6. 沿此外科包膜平面反复划弧,由尖部向膀胱颈部推进,将左叶整块汽化切除推入膀胱。

7. 同法整块切除右叶。

8. 组织粉碎器将推入膀胱的腺体粉碎、吸出。

9. 再次检查创面,彻底止血,将可能残留的腺体组织汽化修整。

（四）手术并发症

同铥激光剥橘式前列腺汽化切除术。

（五）注意事项

1. 在前列腺尖部精阜旁寻找外科包膜平面的时候可以锐性结合钝性推剥的方法,外科包膜确认以后再使用剜切技术能保证层面的准确性。

2. 剜切过程中对长在外科包膜中的增生结节需要剜除或者汽化。

3. 剜切过程中不强求完全沿着外科包膜平面,对部分残留腺体可在手术结束前再进行汽化修整。

参 考 文 献

［1］孙颖浩.吴阶平泌尿外科学［M］.北京:人民卫生出版社,2019:205-236.

［2］GILLING P J, CASS C B, CRESSWELL M D, et al. Holmium laser resection of the prostate: preliminary results of a new method for the treatment of benign prostatic hyperplasia［J］. Urology, 1996, 47（1）:48-51.

［3］GILLING P J, KENNETT K, DAS A K, et al. Holmium laser enucleation of the prostate （HoLEP）combined with transurethral tissue morcellation: an update on the early clinical experience［J］. J Endourol, 1998, 12（5）:457-459.

［4］GRAVAS CORNU J N, GACCI M, et al. Guidelines on the management of male lower urinary tract symptoms（LUTS）, incl. benign prostatic obstruction（BPO）［M］. Arnhem: EAU Guidelines Office, 2021: 28-50.

［5］李海皓,丁明霞,王剑松,等.经尿道前列腺钬激光剜除术治疗 BPH 22 例疗效观察［J］.临床泌尿外科杂志,2015,30（9）:772-775.

［6］黄应龙,王金明,李丹娜,等.主动保留尿控结构的 HoLEP 和 TUPKEP 疗效对比分析［J］.临床泌尿外科杂志,2018,33（9）:687-692.

［7］王忠,陈彦博,陈其,等.经尿道前列腺钬激光剜除术治疗良性前列腺增生的疗效研究

　　　　［J］.现代泌尿外科杂志, 2013, 18（6）: 535-537.

［8］施安,孙杰,童臻,等.经尿道前列腺钬激光剜除术后压力性尿失禁危险因素分析［J］.临床泌尿外科杂志, 2018, 33（4）: 269-272.

［9］李海皓,王海峰,刘靖宇,等.术中主动保护尿控功能在经尿道前列腺钬激光剜除术中的应用疗效分析［J］.临床泌尿外科杂志, 2017, 32（4）: 260-263.

［10］RUSZAT R, WYLER S F, SEITZ M, et al. Comparison of potassium-titanyl-phosphate laser vaporization of the prostate and transurethral resection of the prostate: update of a prospective non-randomized two-centre study［J］. BJU Int, 2008, 102（10）: 1432-1438.

［11］CAPITÁN C, BLÁZQUEZ C, MARTIN M D, et al. Green light HPS 120-W laser vaporization versus transurethral resection of the prostate for the treatment of lower urinary tract symptoms due to benign prostatic hyperplasia: a randomized clinical trial with 2-year follow-up［J］. EurUrol, 2011, 60（4）: 734-739.

［12］OKAMURA K, NOJIRI Y, SEKI N, et al. Perioperative management of transurethral surgery for benign prostatic hyperplasia: a nationwide survey in Japan［J］. Int J Urol, 2011, 18（4）: 304-310.

［13］SARICA K, ALKAN E, LULECI H, et al. Photoselective vaporization of the enlarged prostate with KTP laser: long-term results in 240 patients［J］. J Endourol, 2005, 19（10）: 1199-1202.

［14］陈忠,叶章群,吴嘉,等. 1 470nm半导体激光汽化术治疗良性前列腺增生的疗效及安全性研究［J］.中华泌尿外科杂志, 2015, 36（2）: 113-116.

［15］陈忠,马俊,杨竣,等. 1 470nm激光直出光纤TURP式前列腺汽化剜除术治疗良性前列腺增生初步报告［J］.现代泌尿生殖肿瘤杂志, 2015, 6（1）: 5-8.

［16］陈忠,杨为民,叶章群,等. 1 470nm激光六步法前列腺分叶剜除术治疗良性前列腺增生症（附46例报告）［J］.临床泌尿外科杂志, 2016, 31（6）: 497-501.

［17］夏术阶,吕福泰,辛钟成,等.郭应禄男科［M］. 2版.北京: 人民卫生出版社, 2019: 1084-1085.

［18］XIA S J. Two-micron（thulium）laser resection of the prostate tangerine technique: a new method for BPH treatment［J］. Asian J Androl, 2009, 11（3）: 277-281.

［19］XIA S J, ZHUO J, SUN X W, et al. Thulium laser versus standard transurethral resection of the prostate: a randomized prospective trial［J］. Eur Urol, 2008, 53（2）: 382-389.

［20］BACH T, NETSCH C, POHLMANN L, et al. Thulium: YAG vapoenucleation in large volume prostates［J］. J Urol, 2011, 186（6）: 2323-2327.

第五章

激光治疗泌尿系统肿瘤

第一节 激光在膀胱肿瘤治疗中的应用

一、膀胱肿瘤的临床表现及处理

（一）临床表现

1. **血尿** 血尿为膀胱肿瘤患者最常见的首发症状，80%~90% 的患者可出现反复发作的无痛性间歇性全程肉眼血尿。出血量可多可少，出血量大时可出现血凝块。有些患者可表现为初始血尿或者终末血尿，前者常提示病变位于膀胱颈部，后者提示病变位于膀胱三角区、膀胱颈部或后尿道。少数患者仅表现为镜下血尿。需要注意的是，血尿持续时间、严重程度和肿瘤恶性程度、分期、大小、数目和形态并不完全一致。

2. **膀胱刺激症状** 肿瘤浸润膀胱壁，肿瘤组织溃疡、坏死及感染或血凝块等均可刺激膀胱逼尿肌收缩产生尿意，出现尿频、尿急、尿痛等刺激症状，少数情况下肿瘤组织侵及尿道括约肌时，患者可出现尿失禁。出现膀胱刺激症状一般提示预后不良。

3. **排尿困难** 约 7% 的患者可因肿瘤组织脱落、肿瘤本身以及血凝块阻塞膀胱颈口，导致排尿困难，甚至出现尿潴留。

4. **上尿路阻塞症状** 当癌肿侵犯输尿管开口部位时，能引起上尿路梗阻，导致肾盂及输尿管梗阻、积水并可继发感染，进而引起不同程度的腰酸、腰痛、发热等症状。如双侧输尿管开口均受侵犯，可发生肾衰竭症状。

5. **下腹部包块** 以此为首发症状者约占 3%，多为膀胱顶部腺癌或其他恶性度较高的膀胱实体癌。直肠（或阴道）指检可以了解肿瘤浸润膀胱壁的范围、深度，对肿瘤的分期估计有一定的帮助。

6. **全身症状** 恶心、食欲缺乏、发热、消瘦、贫血、衰弱、恶病质、类白血病反应等。

7. **转移症状** 肿瘤侵犯到盆腔、腹膜后腔或直肠，可引起腰痛、下腹痛

（放射到会阴部或大腿）、直肠刺激症状等。以盆腔淋巴结转移多见，转移到子宫、直肠、结肠、肝、肾可引起各脏器相应的临床症状。

（二）处理

手术是膀胱肿瘤最主要的治疗方式。临床工作中需要根据膀胱肿瘤的临床分期、分化程度，结合患者的全身状况，选择合适的手术方式。

对非肌层浸润性膀胱癌通常采用经尿道膀胱肿瘤切除术（transurethral resection of bladder tumor，TUR-BT），术后辅助膀胱腔内化疗药物灌注或膀胱腔内免疫治疗。对肌层浸润性膀胱癌及膀胱非尿路上皮癌通常采用根治性膀胱切除术（radical cystectomy），必要时术前/后辅助化疗或放疗。

1. **非肌层浸润性膀胱癌（Tis、T_a、T_1）**　TUR-BT 既是对膀胱癌的重要诊断方法，同时也是主要的治疗手段。对于非肌层浸润性膀胱癌患者，行 TUR-BT 时应尽可能将肿瘤完全切除，并获取肿瘤基底部的膀胱肌层组织，以作为临床病理分期的依据。近年来，经尿道膀胱肿瘤激光剜除手术可准确地整块切除膀胱肿瘤与其基底部肌层组织，疗效与 TUR-BT 相同，并能提供更多的病理诊断信息。此外，针对特定的患者，光动力学治疗、膀胱部分切除术和根治性膀胱切除术等也是可选的方案。

尽管多数 Tis、T_a、T_1 期患者通过接受 TUR-BT 可以切除肿瘤组织，但在无后续治疗的情况下，60%~80% 的患者术后出现复发或进展为肌层浸润性膀胱癌。因此，术后患者应接受术后辅助膀胱内灌注化疗药物或免疫调节剂治疗。对于低危患者，推荐在术后 24 小时内接受即刻膀胱灌注化疗药物治疗。对于中高危者除即刻灌注外，还应接受膀胱腔内化疗或免疫调节剂维持治疗。常用的化疗药物包括丝裂霉素、表柔比星和吉西他滨等。卡介苗（Bacillus Calmette-Guérin，BCG）是最有效的膀胱内免疫调节剂，对于中高危患者疗效优于化疗药物。首次卡介苗膀胱灌注一般在术后 2 周开始[1]。

对于膀胱原位癌患者，建议 TUR-BT 术后联合卡介苗膀胱灌注，一旦发生肿瘤复发或进展，推荐采用根治性膀胱切除术。

2. **肌层浸润性膀胱癌（$T_{2\text{-}4}$）**　根治性膀胱切除术联合盆腔淋巴结清扫术是肌层浸润性膀胱癌的标准治疗方案。根治性手术能减少局部复发和远处转移的风险，提高患者的生存率。手术范围包括膀胱及周围脂肪组织、输尿管远端以及盆腔淋巴结，男性还应包括前列腺、精囊（必要时全尿道），女性应包括子宫、附件及阴道前壁。根治术后还需要依据患者的情况行尿流改道或"新膀胱"重建手术。前者包括回肠通道术或输尿管皮肤造口术，后者主要是各种回肠或结肠代膀胱术。近年来，越来越多的泌尿外科医生倾向于采用腹腔镜或机器人辅助方式施行根治性膀胱切除术。

对于身体条件难以耐受或不愿接受根治性膀胱切除术的患者，也可以考虑采用"三明治"疗法,行保留膀胱的综合治疗。这些患者在接受最大限度 TUR-BT 术后辅以放疗、化疗(或联合免疫检查点抑制剂)治疗,并密切随访疗效,如出现肿瘤复发或进展需要行挽救性膀胱切除术。

化疗是根治性膀胱切除术的重要辅助治疗手段,主要包括术前新辅助化疗和术后辅助化疗。化疗药物应使用以铂类为主的联合方案,最常见的包括 GC 方案(顺铂、吉西他滨)和 MVAC 方案(甲氨蝶呤、长春新碱、阿霉素、顺铂)对于无法手术治愈的转移性膀胱癌患者,首选全身化疗。但这类患者常伴有严重的血尿、排尿困难和泌尿系统梗阻症状等。因此,姑息性膀胱切除及尿流改道也是较常用的治疗手段。

二、激光在膀胱肿瘤治疗中的应用

(一)适应证

经尿道膀胱肿瘤激光剜除术适用于肿瘤体积 <4cm(需要指出的是肿瘤体积大并非激光治疗的绝对禁忌证)、位置表浅(无肌层侵犯,分期≤T_1期)、恶性程度低(G_1、G_2)的膀胱肿瘤患者。

(二)禁忌证

①尿道狭窄(尿道扩张后,仍无法经尿道置入膀胱镜);②膀胱挛缩(膀胱容积 <50ml);③凝血功能障碍,经治疗后无法纠正或患有严重出血性疾病;④脊柱或骨盆畸形不能采取截石位;⑤患有严重的心脑血管疾病,无法耐受麻醉的患者。

(三)手术方法及技巧

1. **钬激光**　钬激光为脉冲波,波长为 2.1μm,组织穿透深度为 0.4mm。钬激光为非接触激光,即工作时激光光纤无须接触组织,原理是利用激光产生的爆裂作用将肿瘤基底与正常组织撕裂。其具有精确切割、汽化和良好的凝固作用。工作时脉冲时间远小于组织的热传导时间,因此对邻近组织热损伤小,不产生组织碳化,因而术后无碳化组织脱落,术后继发出血极少。

(1)手术流程

1)手术开始时患者采用截石位,手术野消毒铺巾,手术器械采用激光操作 21F 镜鞘及手件、30°膀胱镜。

2)首先,行尿道膀胱镜检查,辨认双侧输尿管开口位置、膀胱三角区等解剖标志。其次,明确膀胱肿瘤的部位、大小和数目,初步判断肿瘤的基底面积。台下助手将上述信息详细记录在"膀胱肿瘤分布示意图"上。

3)将钬激光功率设置平均为 20~50W,能量设置为 1.5~2.0J/脉冲,脉冲频率为 15~25Hz。经膀胱镜激光操作手件通道置入激光光纤。

4）将激光光纤对准肿瘤基底部周边组织,距离肿瘤 0.5~1.0cm 的正常膀胱黏膜进行非接触式点状汽化标记切除的边界,而后沿肿瘤基底部完整剜除肿瘤组织。

5）术后冲洗出组织碎片,留置 22F 尿管 2~3 天,并行持续膀胱冲洗。

6）术后应用抗生素 2~3 天,预防感染。

7）术后应进行即刻膀胱灌注。

（2）操作技巧

1）切除肿瘤前,先对肿瘤进行判断,如肿瘤为单发,针对单个肿瘤进行切除;如肿瘤为多发,且肿瘤间邻近,两者间距 <0.5cm,则将多处肿瘤作为整体进行切除;如多处肿瘤间距 >0.5cm,则分别对其进行切除。

2）切除肿瘤时,保持膀胱中度充盈（膀胱灌注容量约为 150ml）或灌注恰好使皱缩的膀胱黏膜展开为宜。膀胱过度充盈可使膀胱肌层延展变薄,此时可见视野变暗,剥离肿瘤过程中容易导致膀胱壁穿孔。不过,笔者在工作中发现无活动性出血,且直径 <1cm 的膀胱穿孔并未对患者预后造成严重影响。但笔者的经验是将可能造成膀胱穿孔的肿瘤部位留在最后进行切除。

3）标记肿瘤基底部能在肿瘤切除前封闭肿瘤周边黏膜下潜行的细小血管及淋巴管,在减少术中出血的同时,有可能对预防肿瘤复发起到一定的帮助。而后将点连线,沿肿瘤边缘的正常膀胱黏膜汽化切割出肿瘤的切除范围,切开膀胱黏膜层。此时,应注意由两侧绕行肿瘤,尽可能切开肿瘤视野远侧的膀胱黏膜,否则在整块剥离肿瘤的过程中可能会误入膀胱壁深肌层甚至脂肪层导致膀胱穿孔。

4）当膀胱黏膜切开后能窥及黏膜深面条索状的肌层纤维层面,采用激光手件"帽檐状"的镜鞘前端将膀胱黏膜及其表面的肿瘤组织上抬,并沿此解剖层面进行撬动。对于无法撬动的部位采用激光光纤进行汽化切割。遇到出血的部位,应在直视下实时进行精准的止血。对于切除中可见的出血部位不要予以忽略或希望在肿瘤切除后统一止血。因为这样往往导致视野模糊不清,难以再次辨认出血部位,造成术后延迟出血,甚至在盲目止血的过程中加大膀胱穿孔的风险。

5）分离肿瘤的近侧时应"由浅及深",当沿肌层整块撬动分离至肿瘤最大径线后,需要转为"深入浅出"。这样在剜除肿瘤后会形成一个"弹坑样"浅球面的手术创面。如此既保证了切除的深度,同时避免了膀胱穿孔的可能,还能让术野暴露良好,有利于肿瘤切除后观察创面是否有出血的情况。对于肿瘤组织较大（直径 >2cm）的患者,整体剜除肿瘤及其基底组织存在一定的困难,可先切除肿瘤的外生性部位,然后再对肿瘤的基底部进行剜除。对于更大的肿瘤组织,也可以对肿瘤组织进行劈开分割,"化整为零"后分块切除。而对于直径 <0.5cm 的微小表浅病灶也可以采用激光烧灼消融的方式。

6）需要指出的是,激光能量平台不同于高频电刀或等离子工作站,不会产生闭孔神经反射。因此,对于膀胱侧壁的肿瘤,激光手术具有更高的安全性。但笔者在工作中也发现,对于膀胱顶部（膀胱前壁,尤其是近膀胱颈口）的肿瘤组织,因视野盲区,激光剜除手术具有一定的难度。对于激光剜除困难的患者,术者不应强求,应依据患者的情况果断转为传统电切手术。

7）手术整块切除肿瘤后如何取出组织标本是目前术者面临的另一挑战。对于质软、体积小的肿瘤组织可以通过外接负压吸引装置将组织冲出。对于病变体积较大的患者可以考虑将组织采用粉碎器取出。有术者采用激光或电切环将组织切成小片状后再冲出。还有术者采用电切环钳夹瘤体后经尿道将组织拖出[2]。但这些方式理论上可能增加尿道肿瘤种植的风险。虽然没有直接的前瞻性随机对照研究数据,笔者在临床中发现尿道上皮损伤后再经尿道将肿瘤拖出的患者,的确出现了尿道复发的病例,但这些病例初次手术时肿瘤往往位于膀胱颈口,尿道复发部位位于前列腺段尿道部。因此,是否为因肿瘤组织拖出引起的肿瘤种植仍不能轻易作出定论。

8）经尿道膀胱肿瘤激光剜除后,应常规进行术后 24 小时内即刻化疗药物灌注,并建议进行为期 24 小时的膀胱冲洗。一项回顾性临床研究指出进行术后持续冲洗的患者比不持续冲洗的患者复发率有所下降[3]。

2. 铥激光 铥激光的波长为 $2\mu m$,又常称为 $2\mu m$ 激光。由于其接近水的吸收峰值,因此铥激光的能量能很好地被水和富含水的组织细胞吸收。从而高效地汽化切割组织。铥激光组织穿透深度仅为 0.25mm,有利于减少激光切割后的瘢痕形成。铥激光为连续波,可连续汽化组织,不产生压力波,因而手术创面更平整,切割、止血更精确。与钬激光相同,铥激光也可避免闭孔神经反射的发生,降低膀胱穿孔的风险[4]。

铥激光的手术方式与钬激光基本相同,术者先沿肿瘤边缘约 0.5cm 用铥激光点状标记切缘后,连接标记点"由点连线"切开肿瘤周围的膀胱黏膜,而后逐渐深入至肌层。进入肌层后,在浆膜层与肌层间的疏松层面中以锐性和钝锐相结合的方式剜除肿瘤。两者的不同之处在于铥激光为接触式激光,需要使用激光光纤接触组织切割或止血。

3. 980nm 激光 980nm 激光是近红外激光,激光的波长决定了其被水或血红蛋白吸收的能力。相对其他常用激光,如钬激光、铥激光和 1 470nm 激光,980nm 激光组织穿透深度略深,热损伤较大,对深层组织具有一定损伤,且文献报道其组织穿透深度与激光能量密切相关,因此手术时须控制激光输出功率[5]。该激光凝血效果较好,在汽化切割的同时具有较好的止血功能。

手术方法及技巧：推荐采用汽化切除的技术。手术操作时应避免膀胱过度充盈，减少膀胱穿孔的机会。对于多发的肿瘤要遵循先小后大、先易后难的原则进行，切除一处应彻底止血，以防多处渗血影响视野。切除范围应包括距离肿瘤周围1~2cm内肉眼可见的正常黏膜，深度应达深肌层。在切割肿瘤时，激光可先将肿瘤蒂部周围的淋巴管、血管封闭，以减少术中肿瘤转移的机会。对于输尿管开口旁的肿瘤，因980nm激光组织穿透深度较深，建议尽量避免使用980nm激光手术。对于膀胱顶壁或前壁的肿瘤，可下压腹部便于暴露肿瘤，必要时可以通过膀胱软镜行激光治疗。另外要注意光纤头部如有组织粘连时要及时清洁。

4. 1 470nm 激光　1 470nm 半导体激光是一种波长为 1 470nm 的近红外激光，能够被水吸收，其组织穿透深度仅 1.0~3.0mm，在深层组织中只产生 0.4~0.6mm 的凝固带，对组织的热损伤小。具有切割高效、止血彻底、出血少和患者耐受性好等优点[6-7]。

手术方法及技巧：推荐采用整块切除的技术。设定激光汽化切割功率为40W，凝闭止血功率为20W。首先，使用光纤围绕肿瘤基底部周边1~2cm处，切开黏膜层和部分肌层，标记切除范围。然后，自标记处开始将肿瘤基底部环形切开，深度可达肌层，借助水流冲力或镜鞘推力充分显露拟切除部位，将肿瘤自基底部整块切除。最后，将肿瘤基底部周围1.0~2.0cm范围黏膜汽化，钳取基底部组织2块或3块送病理检查，对手术创面彻底凝闭止血。在膀胱低压状态下确定手术创面无活动性出血。对特殊部位，如膀胱顶部的肿瘤，可通过减少膀胱灌注量和按压；对于男性靠近膀胱颈口的肿瘤，有时须切除部分膀胱颈或前列腺组织，才能使肿瘤基底部显露；对膀胱后壁的肿瘤，最好采用"点踏式"切割配合光纤鞘的钝性剥离将肿瘤剜除，避免切除过深导致膀胱穿孔；对于膀胱三角区肿瘤，须循肌层平面小心切割，不可切除过深，以免引起膀胱阴道瘘或膀胱直肠瘘；对于输尿管口周围的肿瘤，应从肿瘤基底部靠近输尿管口的一侧开始，向远离输尿管口的方向切割，避免伤及输尿管口。

5. 绿激光　绿激光的透过率小，能量耗散比很小。激光系统产生的激光不会有通过人体的电流，因此不会刺激闭孔神经。因此，在传统的经尿道膀胱肿瘤切除术中，在绿激光汽化术中可以避免因闭孔神经反射和热损伤而发生膀胱穿孔的风险，特别是对于膀胱侧壁的肿瘤。绿激光主要的缺点在于对被汽化的组织无法进行病理分析，因此经尿道膀胱肿瘤汽化手术需要在处理肿瘤基底前对膀胱肌层取活检，以进行病理评估。

手术方法与技巧：推荐采用绿激光汽化切除的技术。充盈膀胱后，观察肿瘤数量、大小、位置和形态。经操作孔导入绿激光光纤,选用侧输出、直输出光纤均可。取活检后,沿肿瘤边缘 1~2cm 用激光标记切除范围。对于肿瘤体积小、蒂细长的肿瘤,先将瘤蒂汽化,离断瘤体,再将肿瘤基底组织汽化至浅肌层;对于基底较宽以及较大的肿瘤,则从肿瘤表面逐步进行汽化至浅肌层。沿标记处"掘地式"连续切割,深达浅肌层。对基底部取活检后彻底止血。切除肿瘤时最好保持激光光纤头距肿瘤一定距离,避免光纤头部有组织粘连。汽化深度根据局部照射时间长短随时调整,防止照射过深出现膀胱穿孔。在汽化输尿管开口周围的肿瘤时可采用"点踏式"方法,从输尿管口向外逐步汽化切除肿瘤,尽量避免损伤输尿管口。

绿激光具有优良的止血功能,手术操作时组织汽化和止血操作可以同时实现,因此在整个手术过程中都可以保持良好的视野。术后的并发症包括尿路感染、膀胱痉挛、膀胱穿孔、出血、尿道狭窄等。

注意事项:应用绿激光汽化膀胱肿瘤时应注意以下几点。①严格掌握手术适应证,选择 T_2 期内的浅表性膀胱肿瘤;②汽化肿瘤时光纤探头应接近组织,一般距离在 0.5mm 左右,有出血时可将探头距离调整为 2mm 左右,以达凝固作用;③汽化前先取活检,因激光对肿瘤汽化后,无供病理学检查的组织;④对膀胱顶部肿瘤,汽化产生的气泡会影响视野。

(四)并发症与处理

1. 膀胱刺激症状　大部分膀胱肿瘤患者术后容易发生导尿管相关膀胱刺激症状、膀胱痉挛及下腹部疼痛等症状。一般在拔除尿管后 1~2 周可自行消退,必要时应用解痉、镇静或镇痛药进行对症治疗。

2. 膀胱穿孔　研究表明,切除的肿瘤越大、肿瘤浸润的深度越深,穿孔的概率越大;为避免膀胱穿孔的发生,手术治疗前可通过 MRI 了解肿瘤侵犯深度[8]。术后发生膀胱穿孔时须留置导尿管至少 1 周。

3. 出血　常见于术中止血不彻底或止血不确切,术后出现冲洗液颜色持续红色,可予以止血药物,必要时二次手术止血。尤其对盆腔行放射治疗后的患者行手术治疗时,一定要注意预防大出血。因为放疗之后,血管壁比较脆薄,术中应该充分止血。

4. 发热　常由感染导致,术中注意无菌操作,并可应用抗生素预防感染[2]。

(五)注意事项

1. 激光在操作中不会出现因局部电流的刺激而导致的闭孔神经反射,但是仍然存在一定的穿孔率,术前应仔细确认肿瘤浸润深度,术中注意精细操作。

2. 汽化切割的肿瘤组织较大时,应及时取出体外,否则肿瘤堵住尿道内口,易造成下尿路阻塞。取肿瘤组织时应该采用沿镜鞘冲出肿瘤,用异物钳或标本袋取出肿瘤等方式,因冲洗器会产生高压环境故予以禁用,以免造成治疗中膀胱穿孔,并可减少肿瘤种植、扩散的机会[9]。

3. 对于止血困难的小动脉出血,止血操作时可先凝固出血点周围组织,逐步移至出血点中心部位,多能控制出血。

4. 在术前应选择好激光光纤,裸光纤尖端平整,指示光斑完整;非接触激光无散光,以避免损伤周围正常组织[10]。治疗中须行持续膀胱冲洗,以降低膀胱温度,以免激光治疗对周围组织造成损伤;同时膀胱须保持半充盈状态,不宜过度充盈。

第二节　激光在肾肿瘤治疗中的应用

一、肾肿瘤的临床表现及处理

肾肿瘤中以肾癌/肾细胞癌(renal cell carcinoma, RCC)最为多见,是起源于肾实质泌尿小管上皮系统的恶性肿瘤,是最常见的泌尿系统肿瘤之一,目前在我国其发病率仅次于膀胱癌和前列腺癌。肾癌的发病率存在着逐年上升的趋势及地区不均衡、男女不均衡的特点,依据 2020 年欧洲泌尿外科学会(EAU)肾癌诊疗指南数据显示,肾癌占所有癌症的 2%~3%,其中发达国家较高,占成人恶性肿瘤的 3%~4%,男女发病率比例约为 1.5∶1[11]。同大多数国家及地区一样,我国肾癌发病率也呈逐年上升趋势;国家癌症中心的最新癌症数据显示,2014 年我国肾癌发病率为 4.99/10 万,2015 年我国新发癌症人数为 66.8 万,死亡人数为 23.4 万,发病高峰年龄为 50~60 岁,相对于全球发病高峰年龄的 60~70 岁表现得更为年轻化[12]。

1. **肾癌的临床表现**　早期肾癌患者多无临床症状,晚期肾癌患者可表现为血尿、腰痛、腹部肿块这一典型的"肾癌三联征",但占比较低,仅为 6%~10%。血尿常常是由于肿瘤向肾脏内部生长突破肾皮质,侵犯肾髓质引起的;出现血尿的患者通常预示着预后较差。腰痛常常是由于肿块较大引起的张力性疼痛,通常与腹部肿块一同出现。约 60% 的肾癌患者是无症状的,在有症状的肾癌患者中,有 10%~40% 出现副瘤综合征,主要表现为包括发热、贫血、血压升高、肝功能异常、高钙血症等在内的一系列全身症状。对于存在转移的患者来说,除了可有上述症状外还常常合并转移病灶的症状,如骨痛、咯血和胸痛。

2. **肾肿瘤的治疗**　对于肾肿瘤的所有研究,最终目的都是为了更好地治疗该疾病。随着研究的不断深入,肾肿瘤诊疗指南已经更新了数个版本,对于该疾病的治疗方式从数量到质量上都取得了质的飞跃。现今,肾肿瘤的治疗方式已经从最开始的为数不多的几种方式发展到包含手术、放疗、化疗、靶向治疗及免疫治疗在内的多种治疗方式,且在这些方式之中针对不同的肿瘤类型又有了更多的手术及药物的选择。

对中晚期转移性肾癌的治疗主要以手术联合放、化疗在内的综合治疗为主。对早期局限性肾癌以手术切除为主。局限性肾癌(localized renal cell carcinoma)在 TNM 分期中属 $T_{1~2}N_0M_0$ 期,临床分期为Ⅰ、Ⅱ期。局限性肾癌的手术方式有开放手术、腹腔镜手术、机器人辅助腹腔镜手术、激光、射频消融和冷冻消融等诸多方式。

开放手术是肾肿瘤的经典手术方式,具有手术暴露好、时间短等特点;然而由于其手术创伤大,术中出血多以及术后疼痛等不足,现今被多数医疗机构选择性使用,如应用于肿块较大、腹腔镜下难以处理的肾肿瘤。

腹腔镜手术是继开放手术后出现的又一经典的手术方式。相对于开放手术,其手术创口明显减小,术后疼痛的出现概率显著降低,而在肿瘤的切除上二者没有明显的差异,但对于肿块较大的肾肿瘤来说手术的时间相对更长。随着微创概念的发展,腹腔镜手术已经成为治疗肾肿瘤的主流方式。

机器人辅助腹腔镜手术是在腹腔镜手术方式上的进一步发展。手术机器人系统配备高清的 3D 摄像头,手术视野的暴露及操作更为灵活,对于周围组织的损伤更小,出血量也较少,肾组织的缝合更为便利,但手术费用较高。

射频消融是指利用射频针插入到实体肿瘤中,通过高频的震动,在生物热效应的作用下在肿瘤组织内产生大量的热量,使得组织局部温度升高从而达到杀灭肿瘤细胞的目的。通常对于肿块较小的实体瘤来说有较明显的优势,对于肿块较大者较难实现,除了难以将肿瘤细胞完全杀死及术中高温导致的疼痛外,还有促进肿瘤转移的可能。

冷冻消融术同射频消融术类似,是通过超低温实现杀死肿瘤细胞的目的,相较于射频消融来说,患者术中疼痛轻,但效果有限,对于瘤体较大的肾肿瘤来说,不推荐使用。

激光辅助腹腔镜肾部分切除手术在 1974 年首次被提出,主要是依据激光的止血及切割特性在操作中实现边切割边止血的同步操作,可以实现无缺血肾部分切除,有效的解决肾部分切除术中由于热缺血时间过长所造成的术后肾功能受损问题[13]。目前在腹腔镜和机器人肾部分切除术中以激光作为能量平台的报道仍非常有限,仅限于动物实验和小宗病例报道,所提供的循证医学证据等级较低。虽然现有研究提示激光辅助肾部分切除术是一项可行的技术,手术效果在严格筛选的患者中也比较理想,但该技术目前仍处于研究阶段,并未获得广泛认可。下文将对激光辅助肾部分切除术的手术适应证、禁忌证,以及目前可用于肾部分切除术的激光种类及其各自特点进行阐述。

二、激光在肾肿瘤治疗中的应用

(一)手术适应证

激光辅助的肾部分切除术的适应证为 T_{1a} 期、位于肾脏表面、便于手术操作的肾肿瘤。对于内生性或特殊部位(肾门、肾窦)的 T_{1a} 期肾肿瘤,以及经过筛选的 T_{1b} 期肾肿瘤,根据术者的经验、所在医院的医疗条件以及患者的身体状态等综合评估,可考虑但不推荐激光辅助肾部分切除术。

(二)手术禁忌证

激光辅助的肾部分切除术的禁忌证为 T_2 期或以上的肾肿瘤;肿瘤较大或位置特殊行部分切除无法将肿瘤完全切除;肿瘤突破肾皮质侵及肾髓质且已有血尿;存在严重的心脑血管疾病无法耐受手术;存在着凝血功能障碍等严重血液疾病行手术难以止血。

(三)激光类型、手术方法及技巧

1. **钬激光**　钬激光因其优良的组织切割和止血能力已广泛应用于前列腺增生、膀胱肿瘤等内镜治疗,但应用于肾部分切除术的报道仍比较局限。Bi等报道了一项比较不夹闭肾动脉钬激光肾部分切除术与传统肾部分切除术的有效性和安全性的研究,该研究主要比较术中出血量、总手术时间、夹闭肾动脉时间、术后住院时间、分肾肾功能、术后并发症及组织损伤深度等临床指标;研究表明钬激光肾部分切除可缩短手术总时间,减少热缺血时间,扩大手术切除范围。作者认为钬激光在肾部分切除术中是安全、有效的。Lotan 等报道了 3 例钬激光应用于腹腔镜肾部分切除术的案例;3 例手术均成功,均不需要阻断肾动脉,出血量小,围手术期无并发症,其认为钬激光器是进行腹腔镜下肾部分切除术(laparoscopic partial nephrectomy, LPN)的有效工具。然而钬激光的缺点也是显著的,它需要疏散激光操作过程中积聚的烟雾。此外,当较大的血管被横切时难以发现和控制出血点。因此,钬激光应用于肾部分切除术仍需要进行进一步的技术研究及设备改进。

2. **半导体激光(980nm 和 1 470nm)**　半导体激光,又称二极管激光,研究发现波长为 980nm 和 1 470nm 的半导体激光常用于外科手术。Ogan 等在一项研究中使用 980nm 激光,在腹腔镜下经腹腔路径行 5 例猪的肾下极部分切除术,成功地完成了 10 个肾的下极部分切除,且没有阻断肾动脉。Jie 等介绍了在腹腔镜下使用 980nm/1 470nm 激光对 25 例小的外生性肾肿瘤患者进行肾部分切除术,术中仅有 2 例因止血效果不佳而须夹闭肾动脉。术中估计出血量(EBL)中位数为 100ml(范围 50ml~600ml)。围手术期未发生重大并发症（Clavien-Dindo 分级 > II 级 ）。

上述研究表明 980nm 和 1 470nm 激光是一种安全、有前景的 LPN 辅助设备，术中生成的气体少、止血效果好、肾实质损伤少，可以保证肿瘤切除的安全性。然而，使用这种设备仍会遇到烟雾干扰、手术边缘碳化及无法控制大血管出血的不足，还需要进行进一步临床评估。

3. **铥激光** 铥激光具备连续激发的工作模式，与脉冲模式相比，在组织切割方面可获得更为平滑的切缘和更理想的止血效果，相对于其他类型的激光，其在肾部分切除术中的临床应用更多。Angling 等报道首例利用 2 013nm 铥激光在不阻断肾门的情况下，行小儿肾部分切除的手术，手术顺利完成，术中出血量较少，显示出铥激光在小儿保留肾单位手术中应用的价值。

多项研究表明铥激光辅助的腹腔镜手术对于肿块较小的肾肿瘤患者，在手术损伤、术中出血量和术后肌酐恢复等方面相对传统的腹腔镜肾部分切除术有着较大的优势；尤其是它能够实现真正意义上的零缺血手术，这对于肾功能的保护有着较大的价值[14]。然而由于其术中易产生较多的烟雾，容易影响手术视野的清晰，进而延长手术时间。

综上所述，激光应用于保留肾单位肾肿瘤剜除术具有良好的"一边切、一边止血"的效果，对于较浅表、体积较小（T_1 期以内 ）的肾肿瘤，可实现在无须阻断肾动脉的零缺血状态下完成肾部分切除术，对避免肾组织热缺血损伤，保护患肾功能具有重要意义。但目前文献报道的激光肾部分切除术仍十分有限，主要有以下几点原因。第一，激光在无水环境下切割组织易产出大量烟雾，严重影响手术视野，虽然可通过小流量生理盐水灌注、吸引器持续吸引等手段改善这一弊端，但仍对病灶的切除有较大的干扰。第二，激光在切割组织的过程中可能在局部产生焦痂，继而影响对肿瘤边界和假包膜的判断。第三，即便是止血效果最佳的铥激光，封闭直径大于 2mm 的肾动脉分支的作用仍不够可靠，因此术中依然存在须阻断肾动脉的可能。第四，对肿瘤基底部较大、较深者仍须缝合手术创面，以降低术后出血的风险，而在未阻断肾动脉的情况下对肾实质的缝合相比缺血情况下而言，会遇到更大的组织张力及更多的组织切割风险。随着激光技术与设备的持续改进，手术经验的不断累积，激光在肾部分切除术中的应用将逐步被推广。

（四）并发症及处理

近年来，随着社会经济的发展、人们健康意识的增强、影像学技术的进步，越来越多直径≤4cm 的肾肿物在体检中被发现，其中有 70%~90% 为恶性肾细胞癌，需要手术治疗。越来越多的证据显示，对于小体积肾肿瘤（分期 <T_1），保留肾单位手术（ nephron sparing surgery，NSS ）在肿瘤控制方面与根治性肾切除术相当，但显著降低了患者远期因肾功能丢失而出现其他并发症

的风险。由于激光具有良好的凝固和止血特性,应用激光辅助治疗肾部分切除术时可以不阻断肾动脉,实现零缺血,具有一定的优势[15]。但其也具有一定的局限性,其常见的并发症包括:

1. **出血**　肾脏是一个血供丰富的器官,NSS 最常见的并发症是出血,发生率约为 5%,虽然激光可以使肾实质创面细小血管凝固,但对深层组织如皮髓质交界处或髓质内血管止血效果较差,如肿瘤位置较深,则较易出现大出血。因此,可在剜除肿瘤前预先将肾血管游离暴露,如术中出血,可及时进行阻断,并选用倒刺线分层缝合肾实质创面以止血。如术后出血或肾周血肿形成,当患者生命体征平稳、预计出血量较小时,可嘱患者绝对卧床休息,并监测血压、血红蛋白等;如生命体征不平稳或血红蛋白进行性下降时,可考虑行肾动脉造影和选择性肾动脉栓塞术,必要时行开放手术止血。

2. **术后尿漏**　往往与术中输尿管损伤、集合系统破损未完全闭合有关。术中注意分层缝合关闭肾实质创面,及时修补破损的集合系统,可大大降低尿漏的发生率,如术后出现尿漏,大多数患者可通过置入输尿管支架管引流解决。

3. **损伤周围组织器官**　激光具有较强的深层组织穿透能力,可导致周围脏器,如肾门、输尿管、肠管、腰大肌、生殖股神经等的热损伤,术中应注意保持视野清晰,精细操作,一旦发生损伤,按照相关外科原则及时处理。

4. **感染**　由于激光的物理特性,在切割肾肿瘤的同时,会使局部温度升高,造成周围肾组织或皮肤不同程度的热损伤,可导致坏死及感染。因此,选择穿透深度合适的激光,并通过调整输出功率、利用光纤尖端接触等方式,降低热损伤,从而减少感染发生率。如术后发生感染,应给予广谱抗生素抗感染治疗,脓肿形成时,须及时穿刺引流。

5. **切缘阳性和无法分类的切缘**　激光造成组织凝固和碳化,一方面容易导致术中对肾肿物的包膜识别不清,容易出现切缘阳性;另一方面,肿物切缘的碳化,会导致病理学检查时无法定性切缘,造成切缘无法分类的情况。如术后出现切缘阳性或无法分类的切缘,须密切随访,必要时行肾根治性切除术。

（五）注意事项

1. 腹腔镜下使用激光切除肾肿物,组织碳化时容易产生过多的烟雾,镜头受烟雾干扰,能见度低,常导致术中视野不清,止血困难。Wang 等文章中提到,为了减少烟雾和有更好的视觉效果,术中以非接触方式距离组织 5mm 进行肿瘤切除,切除过程中,激光尖端被淹没在持续低流量灌注的生理盐水中以消除烟雾和减少碳化[14]。

2. 激光切除肾肿物后仍须缝合关闭肾实质创面,不阻断肾动脉时缝合张力较大且缺乏阻断松开后的闭合效应,缝合时容易导致肾实质撕裂。因此,缝合时须注意角度和力度。

3. 激光对于肾髓质和较大的动脉分支止血效果差,因此需要选择合适的病例开展激光手术,尤其是对于孤立肾、外生性肾脏小肿物更有应用价值。

第三节　激光在上尿路上皮肿瘤治疗中的应用

一、上尿路上皮肿瘤的临床表现及处理

上尿路上皮肿瘤指发生于肾盂及输尿管的尿路上皮肿瘤,通常被认为与遗传[如林奇(Lynch)综合征]、职业接触(如接触芳香胺的行业)、吸烟、镇痛药使用(如非那西汀)及马兜铃酸肾病等相关。肾盂肿瘤约占尿路上皮肿瘤的 5%~10%,而输尿管肿瘤少见。

(一)临床表现

局部症状中常见的是血尿和腰痛。血尿通常表现为镜下血尿,或呈现间歇全程无痛肉眼血尿,可伴条状血块,见于 70%~80% 的患者。腰痛可见于 20%~40% 的患者,常表现为钝痛或绞痛,多因肿瘤生长、肾盂积水牵张肾包膜或血凝块、肿瘤组织堵塞输尿管所致。少数患者因腰腹部包块及厌食、体重减轻、乏力、骨痛等症状就诊,晚期患者还可能出现呕吐、水肿、高血压等肾功能不全表现。部分患者可能没有任何症状,单纯因体检发现。大部分患者在体格检查时无明显体征,只有少数病例可能触及腰腹部肿块。

(二)处理

1. 手术治疗

(1)根治性肾输尿管切除术:目前仍是上尿路上皮肿瘤治疗的金标准,手术范围包括肾、输尿管全长及膀胱的袖状切除。根治性手术主要包括开放手术、腹腔镜手术、机器人辅助腹腔镜手术等方式。研究表明,在低分期肿瘤($T_a~T_2$ 期)、部分高分期肿瘤($T_{3~4}$)、肿瘤体积不大、无广泛淋巴结转移的情况下,腹腔镜根治手术在肿瘤控制率和局部复发率上与开放手术无明显差异。术中需要切除远端输尿管及其开口、部分膀胱等肿瘤复发风险高的区域。研究表明有几种方法可以简化远端输尿管切除,包括经尿道电切镜切除输尿管膀胱壁内段、经尿道激光输尿管膀胱壁内段切除等方式,但尚无高质量研究表明这些方式可以与完全膀胱袖状切除相媲美[16]。

(2)保留肾脏手术:目前认为,对低风险上尿路上皮肿瘤患者采取保留肾脏手术可在降低根治性手术并发症发生率的同时,不影响肿瘤预后。保留肾脏手术主要包括输尿管节段切除再吻合、输尿管末段切除膀胱再植、内镜

治疗等方式[17]。

对于体积较小的、低级别的、单发输尿管肿瘤可考虑行输尿管节段切除再吻合，输尿管末段切除膀胱再植适用于不能完全内镜切除的低风险输尿管末段肿瘤，以及须行保肾手术以保留肾功能的高风险肿瘤患者，如孤立肾、双侧尿路上皮肿瘤患者。

内镜治疗通常以激光技术处理病灶为主。对输尿管或肾盂内较小的肿瘤可选择以输尿管软/硬镜进行处理，而经皮肾镜技术可用于处理肾盂、肾盏内或上段输尿管的较大肿瘤[18]，对于尿流改道术后（如回肠膀胱术后）的上尿路肿瘤也有一定优势，但术后可能会有通道肿瘤种植的风险。目前研究表明，内镜治疗过程中以窄带成像技术（narrow-band imaging，NBI）协助观察，可减少漏诊。行保留肾脏手术后应对患者进行局部灌注化疗及密切随访，随访项目包括脱落细胞学、CT 检查、输尿管镜检查、膀胱镜检查等。

2. **灌注化疗** 目前研究表明，根治性切除术后膀胱灌注化疗可降低上尿路上皮肿瘤患者术后膀胱癌的发生率。中华医学会泌尿外科学分会（CUA）指南推荐根治性手术后 1 周左右行单次膀胱灌注化疗，以减少术后膀胱癌可能，药物可选择吡柔比星、丝裂霉素 C 等。行保留肾脏手术患者术后则可通过肾造瘘管或输尿管导管进行上尿路局部的灌注化疗，药物选择类似。

3. **全身化疗** 目前建议在肾功能许可的情况下，对进展期患者可开展以铂类为基础的新辅助或辅助化疗，以改善患者总生存率和无病生存率。对晚期患者治疗以联合化疗为主，一线方案为 GC 方案（吉西他滨＋顺铂）或 MVAC 方案（甲氨蝶呤＋长春新碱＋阿霉素＋顺铂）。

4. **放疗** 目前研究认为，对于不适合手术治疗的非转移性上尿路上皮肿瘤患者，可考虑选择放疗以实现较好的局部肿瘤控制。另外，术后病理 T_3/T_4 期或存在残留病灶的患者，可尝试放疗以加强对肿瘤的控制。

5. **其他治疗** 近年来，一些针对程序性死亡蛋白 -1（PD-1）、程序性死亡受体配体 1（PD-L1）及细胞毒性 T 淋巴细胞相关抗原 -4（CTLA-4）通路的免疫靶向治疗药物，如纳武利尤单抗、帕博利珠单抗、伊匹单抗等，逐渐被美国临床肿瘤学会（ASCO）指南等国际指南推荐用于上尿路上皮肿瘤患者的联合治疗（化疗联合免疫治疗）或化疗后序贯治疗，以改善晚期尿路上皮肿瘤患者的总生存率。

二、激光在上尿路上皮肿瘤治疗中的应用

（一）适应证

考虑以激光技术处理上尿路上皮肿瘤病灶时，患者应满足保留肾脏的指征。根据中华医学会泌尿外科学分会（CUA）指南及欧洲泌尿外科学会

（EAU）指南，推荐对低风险上尿路上皮肿瘤患者进行保肾治疗，指征主要包括低分级（细胞学或病理活检）、非肌层浸润性疾病（CT 等影像学）、肿瘤直径 <2cm、单病灶肿瘤等。对于孤立肾、慢性肾功能不全、双侧上尿路上皮肿瘤的患者，在不威胁生存的情况下，也应尽可能采取保肾治疗。此外，对基础情况较差，无法耐受较大手术的患者，可在充分评估病情及与患者、家属充分沟通后，酌情采取保肾治疗。

（二）禁忌证

对高风险肿瘤患者（多灶肿瘤、肿瘤直径 >2cm、细胞学或病理活检提示高分级、影像学提示局部侵犯、肾盂积水、病理类型存在变异等），内镜治疗的局部复发率较高，因此原则上不应选择激光技术切除肿瘤。此外，对肾移植术后或依赖透析的上尿路上皮肿瘤患者不推荐保留肾脏手术，并且有学者建议对此类患者行预防性对侧肾输尿管切除术。

（三）激光类型、手术方法及技巧

1. 钬激光 是一种固体激光，以脉冲方式发射，激发介质是稀有金属钬及 YAG 晶体。钬激光能量水吸收性好，组织穿透深度浅，一般为 0.4mm，组织热作用深度为 0.5~1mm，具有良好的凝固和切割组织作用，因此在肿瘤切除过程中对周围组织损伤小，安全性较高[19]。

手术方法及技巧：

（1）输尿管镜技术：内镜治疗过程中，常先以输尿管硬镜尝试对患侧输尿管进行全程镜检，明确肿瘤位置、大小等情况，如难以上镜或输尿管内无肿瘤，改用输尿管软镜进行镜检，并联合 NBI 协助观察，减少漏诊，术中可用软/硬镜活检钳钳取肿物活检。以钬激光切除肿瘤时，常使用 200μm 光纤，设定激光能量为 0.5~1.5J，频率为 10~20Hz，功率 10~30W。切除过程中以整块切除为主，肿瘤较大时，以烧灼汽化为主。肿瘤切除后在 NBI 模式下检查切除是否满意，一般要求完全切除肿瘤瘤体，烧灼肿瘤基底及其周边 0.5cm，必要时深达肌层。激光处理后，可用套石篮套取肿瘤标本送检，同时须常规留置输尿管支架，并进行膀胱灌注化疗，降低术后膀胱肿瘤发生的可能性。

（2）经皮肾镜技术：经皮肾镜手术治疗上尿路上皮肿瘤时，应尽可能保持术中较低的肾盂内压（<35mmHg），避免肿瘤细胞通过肾盂静脉反流、肾盂淋巴反流、肾盂间质反流等途径转移。因此，经皮肾通道的建立可考虑使用较大口径的工作鞘（30F），并通过控制液体流速、负压吸引等方式，降低肾盂内压。在灌注液选择方面，生理盐水较灭菌注射用水安全，尤其对于老年患者，可减轻冲洗液外渗后心、肺负荷及低钠血症，但灭菌注射用水作为灌洗液有助于裂解脱落的肿瘤细胞。此外，切除肿瘤时，应于肿瘤基底部完整切除

肿瘤,最大限度保持肿瘤的完整性,避免肿瘤细胞播散。同时,建议以碘伏或灭菌注射用水浸泡经皮肾镜工作通道,降低通道种植、转移的可能。

2. **铥激光** 铥激光是通过 Tm:YAG 固态二极管形成激发光,波长约 $2\mu m$,由于其波长接近于水的能量吸收峰值,能被组织中水分子高效吸收,发挥高效的组织汽化、切割和凝固作用。在组织中穿透深度仅 0.1~0.2mm,组织切割更精准,铥激光可采用连续波模式,可以更有效地进行止血[20-22]。

手术方法及技巧:术中采用输尿管硬镜和软镜,应仔细探查输尿管、肾盂及各肾盏,特别是肾下盏以减少漏诊率。铥激光兼具切割和汽化作用,如果肿瘤较小或者扁平状的地毯样病变可以取活检后直接汽化,如果肿瘤较大则可先将肿瘤上部切割为几片,再将肿瘤基底部切至黏膜下,然后对创面进行烧灼止血,可选用套石篮将肿瘤标本取出。为防止肿瘤种植,术中冲洗液可以选择蒸馏水,如果术中视野不清或有出血干扰,宁可留置双J管等待消炎止血后二次手术,也不要采用高压灌洗维持手术视野而强行手术,因为高压灌洗后的肿瘤细胞容易种植,如有条件可选择带负压吸引的软镜鞘,用套石篮将大块肿瘤取出后,可用负压吸引将微小肿瘤吸出,可最大限度地将肾脏集合系统内切下的肿瘤取出,以减少肿瘤种植机会。

3. **980nm 激光** 980nm 激光是近红外激光,是对人眼安全的不可见光。激光的波长决定了它既能被水吸收,也能被血红蛋白吸收。因此 980nm 激光在高效汽化切割的同时又具有较好的止血功能。

手术方法及技巧:手术操作时利用输尿管镜(或软镜)直视下仔细观察输尿管、肾盂及各肾盏有无肿瘤以及肿瘤的大小、数目和位置。对于肿瘤比较表浅,位置和大小合适,能够采用腔内办法处理的病例,可采用 980nm 半导体激光进行治疗,将功率控制在 30~50W。对于蒂部较细的表浅肿瘤,可以直接用激光从肿瘤基底部完整切除,之后激光烧灼修整创面,然后用异物钳、活检钳或套石篮完整取出;对于较大的肿瘤,可以先于基底部取活检后,采用蚕食法从肿瘤表面至基底部逐渐切除汽化肿瘤。如有条件可选择带负压吸引的软镜外鞘,降低灌注压力,减少肿瘤细胞的播散种植。

4. **1 470nm 激光** 1 470nm 半导体激光是一种波长为 1 470nm 的近红外激光,其组织穿透深度仅 1.0~3.0mm,能保证理想的切割深度,利于肿瘤的整块切除,对于肿瘤的分期评估具有重要的价值。1 470nm 激光在深层组织中只产生 0.4~0.6mm 的凝固带,对组织的热损伤小,因此具有切割高效、止血彻底、出血少和患者耐受性好等优点,能促使创面止血,减少出血,保持术野清晰。

手术方法及技巧:首先明确肿瘤在肾盂或输尿管内位置、肿瘤形状、瘤体个数、体积或直径大小等,可以根据肿瘤的大小及位置设定激光输出功率。

一般可设置汽化切割功率30~50W,电凝功率10~30W,置入直输出光纤,对于蒂部较细的表浅肿瘤,直接从蒂部切开黏膜至黏膜下层,借助水流冲力或光纤推力显露拟切除部位,将肿瘤自基底部整块切除,用异物钳、活检钳或套石篮完整取出,然后修整创面并彻底止血。对于较小的肿物,如果无法取活检,则可以考虑直接汽化切除。对于较大的肿瘤,可以采用分层切除的办法,从表面到基底部逐步切除,暴露基底部后,如条件许可,可以用上述方法整块切除。整块切除时建议采用间歇性"点踏式"的方法,避免切除过深导致输尿管或肾盂穿孔。

（四）并发症及处理

1. **输尿管狭窄**　是内镜下处理上尿路肿瘤常见的并发症,在以往已经报道的病例中,其平均发生率约为10%[23]。其中,应用输尿管镜下电凝切割发生术后输尿管狭窄的比例要高于输尿管镜下激光肿瘤切除。除了与内镜下肿瘤切割的工具相关外,术后输尿管狭窄的发生率还与肿瘤的范围、位置、侵袭性、内镜操作的频次及术后辅助治疗密切相关。大多数输尿管狭窄病例可以通过放置输尿管支架管、激光内切开甚至球囊扩张的方式解决。

2. **出血**　也是术后常见的并发症之一。其发生率为1.6%~27.3%。但其中严重出血的比例较低,因出血而需要输血的比例仅为3.8%[24]。此外,术后辅助治疗也会增加出血的风险。术后卡介苗灌注治疗而导致血尿的比例为39%,其中6%为严重出血。

3. **感染**　术后感染的发生率为1.0%~15.4%。尤其是在多次手术的患者中,其发生率最高。在术后出血以及术后辅助卡介苗灌注的患者中,感染的风险也会升高。除此以外,围手术期感染的发生还与患者的免疫状态相关。在部分软镜下肿瘤消融的患者中,甚至可出现尿源性脓毒血症。

4. **其他并发症**　有发热、疼痛、术后肾功能丧失、急性肾功能不全、膀胱刺激症状、输尿管穿孔、输尿管撕脱等。其中输尿管穿孔报道较为常见。在5个病例系列报道中,曾有输尿管穿孔的报道发生率为1.3%~7.4%。如发生输尿管穿孔,应及时终止手术,并积极处理,例如放置双J管引流或输尿管修补。输尿管撕脱是上尿路激光手术最严重的并发症。一旦发生输尿管撕脱时,应根据撕脱的部位和长度,行Boari膀胱瓣替代术、回肠代输尿管术或自体肾移植等手术。

（五）注意事项

随着激光技术和内镜技术的发展,内镜下激光治疗上尿路上皮肿瘤会越来越常见。该术式保留了肾脏,避免了术后因肾功能不全而长期血液透析,改善了患者的生活质量。但与经典的肾输尿管全长切除手术相比,其疗效及安全性仍存在一定的局限性。因此,应注意:

1. 对于上尿路上皮肿瘤患者,应严格把握激光手术指征。

2. 术者需要根据肿瘤的负荷、位置、形态及不同激光的特性制订个体化的手术切除策略,以期能提高手术的疗效及安全性。

3. 术后要根据患者肿瘤的病理学特点,选择个体化的化疗、放疗、免疫治疗或者联合治疗方案。

4. 术后须进行内镜和影像学密切随访[24]。

参 考 文 献

[1] CHANG S S, BOORJIAN S A, CHOU R, et al. Diagnosis and treatment of non-muscle invasive bladder cancer: AUA/SUO guideline[J]. J Urol, 2016, 196(4): 1021-1029.

[2] ZHOU Y U, ZHANG Z L, LUO M H, et al. Transurethral needle electrode resection and transurethral holmium laser resection of bladder cancer[J]. World J Surg Oncol, 2020, 18(1): 166.

[3] KURODA K, TASAKI S, SATO A, et al. Effect of continuous saline bladder irrigation with concomitant single instillation of chemotherapy after transurethral resection on intravesical recurrence in patients with non-muscle-invasive bladder cancer[J]. Mol Clin Oncol, 2020, 13: 6.

[4] KRAMER M W, WOLTERS M, CASH H, et al. Current evidence of transurethral Ho: YAG and Tm: YAG treatment of bladder cancer: update 2014[J]. World J Urol, 2015, 33(4): 571-579.

[5] DHARAM K, BENJAMIN A T, GEORGE P H, et al. Novel treatment strategy for refractory hemorrhagic cystitis following radiation treatment of genitourinary cancer: use of 980-nm diode laser[J]. Lasers Med Sci, 2012, 27(5): 1099-1102.

[6] FELIX W, GUNNAR W N, NINA H, et al. New alternatives for laser vaporization of the prostate: experimental evaluation of a 980-, 1 318-and 1 470-nm diode laser device[J]. World J Urol, 2010, 28(2): 181-186.

[7] MICHAEL S, ROBIN R, THOMAS B, et al. Ex vivo and in vivo investigations of the novel 1 470 nm diode laser for potential treatment of benign prostatic enlargement[J]. Lasers Med Sci, 2009, 24(3): 419-424.

[8] XU Y, GUAN W, CHEN W, et al. Comparing the treatment outcomes of potassium-titanyl-phosphate laser vaporization and transurethral electroresection for primary nonmuscle-invasive bladder cancer: a prospective, randomized study[J]. Lasers Surg Med, 2015, 47(4): 306-311.

[9] CHEN J, ZHAO Y, WANG S, et al. Green-light laser en bloc resection for primary non-muscle-invasive bladder tumor versus transurethral electroresection: a prospective,

nonrandomized two-center trial with 36-month follow-up［J］. Lasers Surg Med, 2016, 48（9）: 859-865.

［10］CHEN X, LIAO J, CHEN L, et al. En bloc transurethral resection with 2-micron continuous-wave laser for primary non-muscle-invasive bladder cancer: a randomized controlled trial［J］. World J Urol, 2015, 33（7）: 989-995.

［11］郭刚, 马鑫. 2020 版 EAU 肾细胞癌诊疗指南更新解读之一［J］. 中华泌尿外科杂志, 2020, 41（08）: 575-577.

［12］黄健. 中国泌尿外科和男科疾病诊断治疗指南（2019 版）［M］. 北京: 科学出版社, 2019: 2.

［13］梁磊, 王毓斌, 邵晋凯. 激光在肾部分切除术中的研究进展［J］. 中国基层医药, 2020, 27（11）: 1401-1404.

［14］YUBIN W, JINKAI S, YONGAN L, et al. Thulium laser - assisted versus conventional laparoscopic partial nephrectomy for the small renal mass［J］. Lasers Surg Med, 2020, 52（5）: 402-407.

［15］DONG J, XU W, LIU G, et al. Retroperitoneoscopic partial nephrectomy using a 980/1 470-nm dual-diode laser for small exophytic renal tumors［J］. Lasers Med Sci, 2022, 37（1）: 471-477.

［16］刘世博, 孙晓文. 上尿路上皮癌手术中输尿管膀胱壁内段 3 种切除方法的疗效比较［J］. 现代泌尿外科杂志, 2011, 16（6）: 497-501.

［17］SEISEN T, PEYRONNET B, DOMINGUEZ-ESCRIG J L, et al. Oncologic outcomes of kidney-sparing surgery versus radical nephroureterectomy for upper tract urothelial carcinoma: a systematic review by the EAU non-muscle invasive bladder cancer guidelines panel［J］. Eur Urol, 2016, 70（6）: 1052-1068.

［18］CUTRESS M L, STEWART G D, ZAKIKHANI P, et al. Ureteroscopic and percutaneous management of upper tract urothelial carcinoma（UTUC）: systematic review［J］. BJU Int, 2012, 110（5）: 614-628.

［19］TADA Y, YOKOMIZO A, KOGA H, et al. Transurethral endoscopic treatment of patients with upper tract urothelial carcinomas using neodymium-YAG and/or holmium-YAG laser ablation［J］. BJU Int, 2010, 106（3）: 362-366.

［20］OLIVIER T, ETIENNE X K. Thulium fiber laser: the new player for kidney stone treatment? a comparison with holmium: YAG laser［J］. World J Urol, 2020, 38（8）: 1883-1894.

［21］JOHNATHAN A K, RAYMOND K, BENJAMIN S, et al. Thulium fiber laser utilization in urological surgery: a narrative review［J］. Investig Clin Urol, 2021, 62（2）: 136-147.

［22］GONGWEI L, YUCONG Z, GUOLIANG S, et al. Safety and efficacy of thulium laser resection of bladder tumors versus transurethral resection of bladder tumors: a systematic review and meta-analysis［J］. Lasers Med Sci, 2021, 36（9）: 1807-1816.

［23］LINEHAN J, SCHOENBERG M, SELTZER E, et al. Complications associated with ureteroscopic management of upper tract urothelial carcinoma［J］. Urology, 2021, 147（1）: 87-95.

［24］明少雄, 彭泳涵, 李凌, 等 . 输尿管软镜联合铥激光治疗上尿路尿路上皮癌的初步经验［J］. 中华泌尿外科杂志, 2019, 40（9）: 650-653.

第六章

激光治疗上尿路狭窄

第一节　上尿路狭窄的临床表现及处理

上尿路（肾盂输尿管连接部或输尿管）狭窄是指各种病因导致的输尿管腔变窄，尿液引流受限，从而引起以肾盂及输尿管扩张为影像学表现的上尿路梗阻，可导致患侧肾区疼痛、上尿路感染，甚至肾衰竭[1]。

一般分为先天性输尿管狭窄、炎症性输尿管狭窄、损伤性输尿管狭窄等类型。造成输尿管狭窄的原因较多，常见的有先天性、医源性手术损伤、结石嵌顿、感染、放疗、肿瘤、结核、腹膜后纤维化、外伤等，其中超过一半是由手术损伤和结石嵌顿所致。

一、上尿路狭窄的临床表现

1. **腹部包块**　是先天性输尿管狭窄中常见的临床表现，尤其是新生儿或婴幼儿，有时表现为全腹部膨隆。包块多呈囊性感，表面光滑，无压痛。

2. **腰腹部疼痛**　输尿管狭窄可出现患侧腰腹部痛，多数以钝痛为主。

3. **消化道症状**　由于肾盂、肾盏扩张所引起的反射作用或内脏神经受压所致，表现为胃肠功能紊乱，如恶心、呕吐、腹泻及厌食等。

4. **尿路感染**　输尿管狭窄多合并肾积水，并发感染时有畏寒、发热或脓尿。一旦感染加重时，可出现尿源性脓毒血症的全身中毒症状，表现为高热、寒战和败血症等。

5. **高血压**　因肾脏病变，肾素分泌增多所致。

6. **肾功能不全**　长期输尿管狭窄、上尿路梗阻可导致患侧肾功能损害。如果同时存在双侧输尿管狭窄、孤立肾合并输尿管狭窄或合并慢性肾病（高血压肾病、糖尿病肾病等），如未及时治疗，可导致肾功能不全甚至无功能肾。

二、上尿路狭窄的诊断

对于反复出现腰腹部疼痛及消化道症状,又难以用消化道疾病解释时;反复出现尿路感染、药物治疗效果不佳时;腰腹部可触及囊性包块时均应考虑肾积水可能,需要进一步检查以明确病因。常用的检查方法有以下几种:

1. **超声检查** 超声检查是肾积水的首选检查方法。超声可见狭窄段以上输尿管扩张,肾积水,可了解肾盂肾盏扩张的程度及肾皮质厚度。

2. **静脉肾盂造影(IVU)** 又称之为排泄性尿路造影(IVP),是输尿管狭窄的主要诊断方法,不仅可以显示肾积水程度,还可以了解到肾脏的功能及狭窄的部位。如果患侧上尿路不能显影,需要结合其他手段进一步检查。

3. **输尿管逆行插管造影** 对于 IVU 不显影的患者,可行输尿管逆行插管造影。如果输尿管导管能通过狭窄段,可确诊输尿管狭窄部位、程度及狭窄段长度。如果输尿管导管不能通过狭窄段,则可以结合其他检查手段判断狭窄段水平及可能长度。

4. **CT 尿路成像(CTU)及磁共振尿路成像(MRU)** 两者均可很好地显示梗阻部位以上输尿管及肾盂扩张程度。MRU 因无放射性和不需要使用造影剂等优点,适用于 IVU、CTU 禁忌者,如碘造影剂过敏者、孕妇和儿童。

5. **同位素肾图** 可见梗阻型肾图,了解分肾功能。

6. **输尿管镜检查** 输尿管镜检查能够直接地观察到输尿管腔内的情况,对于明确狭窄原因有重要意义,如对部分患者可以在直视下观察到狭窄的部位、程度、原因(结石、息肉、肿瘤等);对部分患者可以在内镜下进行治疗,如扩张、切开、支架植入等;如果怀疑患者有恶性输尿管狭窄,可以镜下取活检。

三、上尿路狭窄的处理

上尿路(肾盂输尿管连接部或输尿管)狭窄是引起尿路梗阻的一个常见的原因,狭窄的输尿管造成尿液排出受阻,同时尿液在体内存留的时间过长容易造成肾结石及肾盂感染。输尿管狭窄的治疗原则为尽早解除梗阻,通畅引流尿液,恢复输尿管腔连续性及其功能,挽救和保护肾功能。其治疗方式有多种,具体方式的选择需要结合狭窄的原因、狭窄的长度和程度、狭窄周围组织的条件、组织缺血情况、尿路感染情况,还需要考虑患者的全身情况、原发疾病的良恶性、生存期、既往治疗情况及患者的选择等。

目前输尿管狭窄主要的治疗方式为腔内内镜手术和输尿管修复重建手术。

1. **腔内手术** 当前随着泌尿外科腔内技术的迅速发展、腔内手术设备的不断更新和优化,腔内微创技术在输尿管狭窄的临床治疗中得到广泛应用,成为治疗的重要手段。目前主要适用于输尿管狭窄段长度小于2cm,同时不合并严重尿路感染、心肺疾病的患者。

（1）输尿管镜球囊扩张术:球囊扩张是利用均匀扩张的球囊撑开输尿管狭窄部位。可通过顺行或逆行途径置入球囊,加压球囊并维持一定压力和时间,使狭窄部充分扩开,一般是将输尿管狭窄段全层扩开,以减少术后复发。此方式对于长度<2cm的良性、非缺血性狭窄效果较好。

（2）输尿管镜内切开术:输尿管镜内切开术分为冷刀切开、电刀切开、激光切开,可以采用顺行或逆行途径。3种方式可以单独使用,也可联合。不同的能量平台切开的效果存在一定的差异,冷刀可以降低术后输尿管周围纤维化风险,但容易发生出血导致视野不清,不易充分切开瘢痕,从而影响手术效果;电刀相对容易充分切开狭窄和瘢痕,但热损伤大,切割精准度不高;钬激光穿透度低、汽化切割性能好、精准度高、创面吸收修复快,热损伤相对小,临床使用较多,尤其适用于输尿管狭窄合并结石。

（3）输尿管镜扩张术:使用输尿管镜通过狭窄部位后停留或用输尿管导管扩张5分钟左右,此方法仅适用于狭窄程度轻、长度<1cm的输尿管狭窄。因只扩张开了输尿管黏膜和黏膜下层,术后狭窄容易复发。

（4）留置输尿管支架:此种方法既可用于临时治疗,也可长期留置。一般而言,输尿管狭窄的各种治疗方式手术后短期内常规留置输尿管支架,特别是对腔内扩张或切开术后,以达到支撑输尿管、引流尿液、预防再狭窄的作用。长期留置的方式多用于维持性治疗,如恶性输尿管狭窄,或病问复杂、多次手术失败、身体条件不能耐受手术等原因的良性输尿管狭窄[2]。长期留置则面临置管后不适、感染、支架结壳、梗阻、移位、膀胱输尿管反流等风险,定期更换支架也加重了患者的医疗负担,因此支架的生物材料也在不断改进以延长留置时间和改善患者的舒适度。

近年来,新型镍钛合金金属支架,因具有形状记忆性和弹性,具有创伤小、更大口径的通畅引流、留置时间长、减轻不适感等优点,逐步应用于输尿管狭窄的治疗,取得了良好的治疗效果。目前代表性的有 Allium 支架、Memokath 支架、Uventa 支架、Resonance 支架[3]。输尿管金属支架置入与普通支架置入过程有所不同,以 Allium 支架为例,因其是输尿管内局段性支撑,故建议在 X 线引导下置入,先逆行造影显示狭窄部位和长度,做好标记后行球囊扩张,之后再在透视下将金属支架置入狭窄段。

总体而言,腔内技术治疗输尿管狭窄具有创伤较小、操作简便、手术时间短、术后并发症少、康复快等优点,但仍然有一定局限性。球囊扩张主要缺点是无法真正去除狭窄处的瘢痕组织,后期可能导致狭窄处腔内外纤维化、瘢痕加重。相对于腔内扩张术,内切开适应范围更广,成功率有所提高,但治疗效果仍取决于狭窄部位的病变情况等。因此,腔内治疗主要还是应用于输尿管狭窄程度较低、狭窄长度较短、输尿管周围瘢痕病变不严重的患者,也适合于对一些顽固性狭窄或恶性狭窄的维持性治疗。

2. **修复重建手术**　分为开放手术和微创腹腔镜或机器人辅助腹腔镜手术两种方式,被认为是长段狭窄或内镜治疗失败的复杂输尿管狭窄最终的治疗方法,具有较高的成功率。修复重建手术主要适用于上尿路狭窄长度大于2cm或者腔内镜手术失败的患者,过去一般仅能采用开放修复重建手术,随着腹腔镜技术的发展,目前已经广泛地开展了多种腹腔镜输尿管狭窄相关手术,包括腹腔镜或机器人辅助腹腔镜输尿管/肾盂成形术、腹腔镜输尿管狭窄切除吻合术、舌黏膜或颊黏膜替代、输尿管膀胱再植术、膀胱瓣输尿管成形术、肠代输尿管术等[4]。

根据上尿路狭窄部位和程度不同,选择不同的修复重建方式。对于肾盂输尿管连接部狭窄,可行常规的开放性、腹腔镜下或机器人辅助腹腔镜肾盂成形术;对于输尿管中上段狭窄,狭窄长度在2~3cm时,可直接行狭窄段切除后端端吻合;如为长度>3cm的中上段狭窄,或吻合时张力较高,则建议长段狭窄切除后行舌黏膜或颊黏膜替代、肠代输尿管术或自体肾移植术等;对输尿管下段狭窄<5cm者,建议直接行输尿管膀胱再植术;对输尿管下段狭窄>5cm者,建议行腰大肌悬吊膀胱输尿管再植术或膀胱瓣输尿管成形术[5]。

此类手术方式基于修复重建之上,术中需要充分游离输尿管,分离周围粘连组织,切除病变部位的输尿管和周围慢性纤维瘢痕组织,同时需要保证输尿管断端较低的吻合张力,因此治疗效果理想,治愈率高,但手术难度大,创伤和风险相对较高,需结合病情对患者是否能够耐受手术和选择何种具体术式进行判定。

第二节　激光在上尿路狭窄治疗中的应用

传统的开放性或腹腔镜肾盂成形术,输尿管狭窄段切除、端端吻合术是解除肾盂输尿管连接部梗阻(ureteropelvic junction obstruction, UPJO)及输尿管狭窄的"金标准",但其存在的手术时间长、住院时间长、术后并发症发生率高及术后恢复时间长等缺点仍有待改进。随着激光技术在泌尿外科领域中的广泛开展,1983年,Wickham 和 Kellet 首次报道应用经皮肾顺行肾盂内切开技术(percutaneous antegrade endopyelotomy, PAE)治疗 UPJO。

内镜下激光肾盂切开术(endoscopic laser pyelotomy, ELP)和内镜下激光输尿管切开术(endoscopic laser ureterotomy, ELU)成为 UPJO 和输尿管狭窄患者又一良好的治疗选择,有报道显示对于内源性输尿管狭窄的患者,ELU

的成功率可达 85.7%,症状缓解的成功率为 89%[6]。若患者出现肾积水、狭窄部结石嵌顿等阳性症状和 / 或狭窄长度较短时,其成功率将进一步增加。目前应用于该疾病治疗的激光主要有钬激光、铥激光及 1 470nm 激光,其中钬激光是研究及应用最多的激光类型。

肾盂或输尿管内切开术的技术关键是将肾盂输尿管梗阻部位包括邻近端的输尿管全层切开,同时在切开部位放置支架使被切开的输尿管沿支架生长愈合,输尿管支架应贯穿整个被切开的梗阻部位。

一、适应证

1. UPJO 继发结石、感染或患侧肾功能受损。
2. 输尿管狭窄并发肾积水及肾功能受损。
3. 患侧肾功能大于双侧肾功能的 20%。
4. UPJO 或输尿管狭窄行开放或腹腔镜手术失败的患者[7]。

二、禁忌证

1. 狭窄长度大于 2cm。
2. 未经治疗的尿路感染。
3. 外源性压迫如异位血管或既往盆、腹腔手术导致的梗阻。
4. 严重的心肺功能不全,无法耐受麻醉。
5. 各种原因引起的凝血功能障碍[8]。

三、激光类型、手术方法及技巧

1. **激光类型**　各种高能激光均能应用于肾盂或输尿管内切开术,最常用的是钬激光、铥激光和 1 470nm 激光。

（1）钬激光:该激光是波长 2.1μm 的脉冲式激光,产生的能量可使光纤末端与组织之间的水汽化,形成微小的空泡,产生微爆震效应,使组织被切割。钬激光对人体组织的穿透深度很浅,碳化层最薄,因此在切割组织时组织解剖最清晰,且对周围组织损伤小,但止血效能较连续型激光弱。

（2）铥激光:是 2.1μm 的连续式激光,其吸收峰与水的吸收峰相近,对组织具有良好的汽化作用,从而产生良好的切割效能,同时具有较好的止血作用。

（3）1 470nm 激光:该激光波长 1 470nm,为准连续波。发射出的激光主要被水吸收,同时也被血红蛋白吸收,激光穿透深度和凝固层较钬激光和铥激光更深。能有效切割或汽化组织,而止血效能比钬激光与铥激光更好。

2. **手术方法及技巧**　肾盂或输尿管内切开术术式主要包括顺行经皮肾

镜入路、经输尿管镜逆行入路，以及两者的联合途径入路，在连续硬膜外麻醉或全身麻醉下进行。

（1）顺行经皮肾镜肾盂内切开术：适用于 UPJO 或距肾盂输尿管连接部（ureteropelvic junction, UPJ）较近的输尿管上段狭窄。依手术者习惯可采用斜仰 - 截石联合体位或侧卧、俯卧等体位，斜仰 - 截石联合体位因可上下联合入路为最佳选择。先行输尿管逆行插管，外支架管最好能通过输尿管肾盂连接部，以便术中引导。用经皮肾造瘘术方法建立通道，一般从后组肾中盏入路，必要时可经肾上盏入路。输尿管镜到达狭窄部位后置入导丝（安全导丝）下达膀胱，保留导丝并退出镜子，再次于导丝旁入镜至狭窄部位，这样做的目的是避免切开后丢失通道、迷失方向而不能进入狭窄部位的下段。直视下在外侧方或后外侧方充分切开狭窄段全层，直至见到外周发亮的脂肪组织，并将切口向狭窄上、下两端各延长约 0.5cm。激光参数设置：钬激光能量 1.0~1.5J、频率 15~20Hz、总功率 15~30W；铥激光功率为 20~30W；1 470nm 激光功率为 30~40W，根据瘢痕厚度及狭窄部位做适当调整。切开方位一般可通过镜体相对于患者的体位来确定，但肾旋转不良时须根据集合系统的镜下结构来协助定位。如有 X 线监视，可注入造影剂，见到切开处造影剂外渗，证明切开的深度已足够。切开后输尿管镜下行至内切开下方的输尿管腔并再置入 1 根导丝，下达膀胱，顺此导丝置入两条 5~7F 的输尿管内支架管，下达膀胱。也可使用一种从肾盂端逐渐变细的 Smith 管（常为 14/8.2F 或 14/7F），但较难放置且术后拔出也困难。

（2）逆行输尿管镜肾盂内切开术：适合于输尿管中、下段及距 UPJ 较远的输尿管上段狭窄。患者取截石位，且患侧腿稍低，在导丝引导下经尿道缓慢插入 6/7.5F 输尿管硬镜至狭窄部位，判断梗阻部位、长度及管壁条件，同样先置入导丝通过狭窄部位，保留导丝（安全导丝）并退出镜子，再次于导丝旁入镜至狭窄部位。置入激光光纤自下而上切开输尿管管壁全层，范围为狭窄段全程及上下约 0.5cm，切开方向为：输尿管上段向外侧或后外侧切开，中、下段向前正中方向切开。可术中在 X 线监视下注入造影剂，切开处有造影剂外渗证明已达到足够的切开深度。切开后沿导丝上行进入狭窄上方管腔，再置入 1 根导丝入肾盂，留置两根 5~7F 双 J 管 10~12 周。

（3）联合入路：适用于输尿管狭窄严重、闭锁，导丝无法通过的病例。采用斜仰 - 截石联合体位最佳，两位术者分别通过经皮肾造瘘和逆行经输尿管途径到达狭窄部位，其中一位关闭内镜光源，观察另一术者内镜发出的亮光。循亮光以激光切开，直至能看见对方的内镜。置入导丝两根，留置两根 6F 双 J 管 10~12 周。

与开放或腹腔镜手术相比，该术式在住院时间、手术时长、术中出血及治疗费用上都有明显优势。

关于最佳的输尿管内支架大小问题仍存在争议,大多数研究并没有表明不同支架尺寸对最终结果有任何影响,6~7F的输尿管支架都取得了良好的成功。Danuser等[9]认为在肾盂输尿管连接部平面创造更大的管腔使得该区域稳定性更好,受呼吸影响更少。

对于留置输尿管支架的时长,同样没有统一标准,国内通常须放置12周,Mandhani等[10]发现输尿管支架放置两周不仅对手术的成功没有影响,且可以减少支架对尿路的刺激和降低发生尿路感染的概率。

四、并发症及处理

1. **术中出血**　激光在切割过程中比电钩具有更好的止血效果,大部分病例可以做到全程无血,少数情况下输尿管外的血管可能造成出血。若出血量不大,镜下可看清出血点,则可用激光以非接触方式止血,连续性激光在止血上相比于钬激光更方便、有效。极少数情况下,出血大、视野不清,应迅速置入输尿管内支架,可起到压迫止血的作用[11-12]。

2. **血尿**　铥激光和钬激光作为可精确点状切割组织的工具,其组织穿透深度表浅,且具备良好的止血功能,但仍有部分患者术后会有长期血尿发生。绝大多数血尿患者可在停用抗凝血药、应用止血药或拔除输尿管支架管后缓解或停止血尿[12]。

3. **感染**　输尿管狭窄合并肾、输尿管积水患者多伴有上尿路感染,术中控制灌注液压力以保持肾盂低压是预防术后感染的重要措施。术前可预防性应用抗生素,术后常规使用抗生素。术前、术后须常规行尿液培养检查,使用敏感抗生素。同时,须排除继发梗阻情况、必要时行肾造瘘引流[13]。

4. **尿外渗**　术后发生尿外渗的主要原因有术中输尿管穿孔及术中灌注液压力过大导致肾破裂。术后少许尿液外渗时,须保证输尿管支架管位置正常,一般多能吸收。如果经动态观察,尿液外渗情况未有好转或持续加重,须行肾造瘘尿流改道[14]。

5. **输尿管再狭窄**　钬激光治疗输尿管狭窄术后仍有18%~61%的患者有不同程度的瘢痕增生,钬激光治疗的同时对周围的组织产生热损伤、感染及瘢痕切除不彻底是主要原因,术后留置输尿管支架管是预防狭窄的重要措施。国外有学者通过对照分析指出植入两根输尿管支架管更有利于输尿管修复与扩张,减少输尿管再狭窄的发生[15]。谢宗兵等[16]通过比较术后留置输尿管支架管时间认为留置输尿管支架管时间以3~6个月为宜,能明显降低输尿管狭窄的复发率,但也不是时间越长越好,留置输尿管支架管时间越长,术后感染、炎性狭窄复发的风险越高。

6. **输尿管撕脱、离断**　多由环状切割输尿管狭窄段、纵向切开过密及暴力操作所致,如发生输尿管撕脱、离断,应及时行输尿管狭窄段切除和端端吻合术,并留置输尿管支架管 3~6 个月[16]。

五、注意事项

1. 激光切割须注意切割能量不宜过高,避免热损伤引起的二次狭窄,切割时应自下而上线状切开,切忌环状切除瘢痕。

2. 应熟练把握对于深度的控制,不宜切穿输尿管外膜,否则容易引起大出血及严重尿外渗。

3. 切忌暴力操作,避免暴力利用镜体扩张狭窄段,如出现明显抱镜感,应避免强行退镜。

4. 由于输尿管狭窄导致肾积水和管径明显缩小,应更加注意对灌注液压力的控制,避免高肾盂压导致的细菌吸收和肾破裂。

参 考 文 献

［1］XIONG S, WANG J, ZHU W, et al. Onlay repair technique for the management of ureteral strictures: a comprehensive review［J］. Biomed Res Int, 2020（1）: 1-11.

［2］TYRITZIS S I, WIKLUMD N P. Ureteral strictures revisited trying to see the light at the end of the tunnel: a comprehensive review.［J］. J Endourol, 2015, 29（2）: 124-136.

［3］徐涛,唐鑫伟,胡浩. 输尿管狭窄的内镜治疗: 现状与未来［J］. 中华腔镜泌尿外科杂志（电子版）, 2021, 15（3）: 177-181.

［4］熊盛炜,杨昆霖,丁光璞,等. 输尿管损伤外科修复治疗的研究进展［J］. 北京大学学报（医学版）, 2019, 51（4）: 783-789.

［5］ZHONG W, DU Y, YANG K, et al. Ileal ureter replacement combined with Boari flap-psoas hitch to treat full-length ureteral defects: technique and initial experience［J］. Urology, 2017, 108: 201-206.

［6］EMILIANI E, BREDA A. Laser endoureterotomy and endopyelotomy: an update［J］. World J Urol, 2015, 33（4）: 583-7.

［7］THOMAS R W H, EVANGELOS N L, UDO N, et al. EAU guidelines on laser technologies［J］. Eur Urol, 2021, 61: 783-795.

［8］KO R, DENSTEDT D. Antegrade percutaneous endopyelotomy［J］. Curr Urol Rep, 2007, 8（2）: 128-133.

［9］DANUSER H, HOCHREITER W W, ACKERMANN D K, et al. Influence of stent size on the success of antegrade endopyelotomy for primary ureteropelvic junction obstruction: results of 2 consecutive series.［J］. J Urology, 2001, 166（3）: 902-909.

［10］MANDHANI A, KAPOOR R, ZAMAN W, et al. Is a 2-week dura-tion sufficient for stenting in endopyelotomy?［J］. J Urol, 2003, 169: 886-889.

［11］颜冰,孙毅海. 肾盂输尿管连接部梗阻手术治疗研究进展［J］. 现代医药卫生, 2020, 36(11): 72-76.

［12］WICKHAM J E, KELLET M J. Percutaneous pyelolysis［J］. Eur Urol, 1983, 9(2): 122-124.

［13］HERRMANN T, LIATSIKOS E N, NAGELE U, et al. EAU guidelines on laser technologies ［J］. Eur Urol, 2012, 61(4): 783-795.

［14］黄德勇,谢永煌,朱旻,等. 逆行输尿管镜钬激光内切开术与后腹腔镜肾盂输尿管成形术治疗肾盂输尿管连接部狭窄的疗效差异［J］. 吉林医学, 2019, 40(8): 2.

［15］IBRAHIM H M, MOHYELDEN K, ABDEL-BARY A, et al. Single versus double ureteral stent placement after laser endoureterotomy for the management of benign ureteral strictures: a randomized clinical trial［J］. J Endourol, 2015, 29(10): 1204-1209.

［16］谢宗兵,许可慰,陈启彪,等. 双J管留置时间及大小对输管镜下输尿管狭窄内切开预后的影响［J］. 中华腔镜泌尿外科杂志(电子版), 2011, 5(5): 400-403.

第七章

激光治疗尿道狭窄

第一节　尿道狭窄的临床表现及处理

一、尿道狭窄的临床表现

1. 排尿困难　主要的症状是渐进性排尿困难。初始排尿费力、排尿时间延长、尿液分叉，后逐渐尿线变细、排尿中断、排尿淋漓，甚至不能排尿。

2. 尿失禁或尿潴留　当逼尿肌收缩而不能克服尿道阻力时，残余尿增多，甚至出现充溢性尿失禁或尿潴留。

3. 长期排尿困难引起上尿路病理性改变，肾积水、肾萎缩、肾功能不全等。

4. 肛门排便状况　有无异常部位排尿、排便。

5. 尿道狭窄时常伴慢性尿道炎。此时尿道外口常有少量脓性分泌物，多在早晨时发现。尿道口被一两滴分泌物所封闭，称为"晨滴"。狭窄近端处尿道扩张。因该处尿液滞留而并发反复尿路感染、尿道周围脓肿、尿道瘘、前列腺炎和附睾炎等，继而因梗阻而引起肾盂、输尿管积水以及反复发作的尿路感染，最后导致肾功能减退甚至出现尿毒症。

二、尿道狭窄的处理

（一）前尿道狭窄常用处理方法

1. **尿道扩张**　尿道扩张术是前期治疗轻度尿道狭窄和尿道狭窄术后辅助治疗的常规技术。它利用机械扩张狭窄瘢痕，促进局部血液循环，瘢痕软化，浸润吸收，增大尿道腔等原理，从而起到预防和治疗尿道狭窄的作用。对狭窄较轻者，尿道扩张术多可奏效；对于须经常依赖扩张以维持排尿的病例，应进一步明确诊断，制订正确的治疗方法。

2. **尿道内切开**　现在普遍认为内镜下尿道内切开术是一种安全、简单而有效的手术方法，对合适的病例来说具有创伤小、疗效好、恢复快的优点，治疗的有效率达 70%~80%。然而对不合适的病例,如尿道狭窄段较长或已多次施行内切开术的情况,非但不能获得成功,反而易导致病情复杂化或引起其他并发症。因此,适当的选择病例对术后取得良好的效果至关重要,一般根据下面情况考虑:①尿道狭窄段的长短与疗效有明显关系,狭窄段小于 1cm 者,术后效果明显好于狭窄段大于 1cm 或合并复杂性病变(如有假道)的患者;②狭窄的部位与疗效有明显关系,对尿道球部狭窄者效果明显好于阴茎部狭窄;③单处、初发的尿道狭窄术后效果明显好于多发者。近年来,随着尿道超声在诊断尿道瘢痕厚度方面的应用,一般认为当瘢痕厚度 <1cm,术后效果较好,而瘢痕厚度 >1cm,内切开不仅手术成功率低,而且疗效差。因此,了解与尿道内切开术疗效有关的因素后,再选择合适的病例,可达到成功率高、并发症少的目的。

　　3. 尿道修复与重建　狭窄段切除尿道吻合术适合于尿道球部狭窄(3cm以内)、尿道扩张治疗失败或无明显效果者;炎症性尿道狭窄,局部无明显炎症者;外伤性尿道狭窄者。虽然尿道端端吻合术具有满意的治疗效果,但对于阴茎段尿道狭窄,这项技术受到限制。

　　带蒂皮瓣移植重建尿道手术适合于阴茎皮肤或包皮充裕,阴茎段尿道下裂者。薄层皮肤不适合在一期尿道重建中应用,因在薄层皮肤移植物愈合的过程中,胶原会在表皮层中沉积,于是移植物会发生收缩、变硬和缺乏顺应性。如果没有支持组织,移植物会收缩 100%。全层皮肤移植尿道成形技术是所有尿道开放重建手术中最通用的,已经被用于各种类型的尿道狭窄中。全层皮肤移植物由皮肤的各层组成,包含皮肤的表皮层和真皮层,移植后会收缩 15%~20%。取下全层皮肤的时候,真皮底下的脂肪、纤维血管组织必须被彻底清除,这样真皮下的血管丛与移植床的血管再生会更好。包皮皮肤被认为是最适合于尿道重建的全层皮肤。

　　游离黏膜重建尿道手术是当阴茎皮肤无法用于或不能到达替代区域时,使用游离黏膜来重建尿道。口腔黏膜重建尿道适合于尿道狭窄不超过 10cm 的任何部位尿道狭窄。舌黏膜重复尿道适合于尿道球部以前的尿道狭窄,狭窄段在 10cm 以内。结肠黏膜重建尿道手术适合于狭窄段 12cm 以上的复杂性尿道狭窄。

　　(二)后尿道狭窄常用处理方法
　　对后尿道狭窄可以选择尿道内切开术、尿道吻合术以及尿道的替代成形术。

　　窥视下尿道内切开术主要适用于经尿道扩张疗效不佳或失败者;先天性、创伤性、炎症性、尿道下裂成形术后以及前列腺切除术后的尿道狭窄均适合做尿道内切开术。其中对单一的、狭窄段较短的尿道狭窄手术效果最好。

经会阴后尿道吻合术适用于尿道膜部及膜上部狭窄,狭窄段长度不超过2cm;经耻骨联合尿道成形术适用于既往多次经会阴径路失败、后尿道狭窄较长、经久不愈的高位尿道直肠瘘及尿道周围存在上皮化空洞等复杂性后尿道狭窄的病例;经耻骨下缘尿道端端吻合术适用于尿道狭窄段较短或尿道狭窄伴尿道阴道瘘口较小且位于尿道的中、远段者[1]。

肠瓣尿道成形术治疗复杂性后尿道闭锁适用于经过多次后尿道重建手术失败者,这样的患者一般后尿道长段缺损,无法直接进行吻合,膀胱颈部有正常的控尿功能。

(三)女性尿道狭窄常用处理方法

是一种不常见的疾病,过去引起该病的主要原因为分娩和手术损伤。少见的病因有骨盆骨折引起尿道横断或撕伤尿道、外阴骑跨伤、粗暴性交损伤等。更少见的有宫颈癌局部侵入尿道或放射治疗的损伤、子宫脱垂药物注射治疗不当引起的损伤等。

经阴道阴道壁瓣尿道成形术适用于已婚女性或阴道腔宽畅者,尿道狭窄段较短或尿道阴道瘘口较小且位于尿道的中远段者。膀胱壁瓣尿道重建术适用于全尿道狭窄或闭锁,或膀胱颈口闭锁者;膀胱壁无明显炎症,容量基本正常者。阴唇皮瓣尿道成形术适用于中段以远的尿道狭窄或闭锁,合并或无尿道阴道瘘者;膀胱颈和近端尿道功能基本正常者[1]。

第二节 激光在尿道狭窄治疗中的应用

一、适应证

内镜直视下尿道内激光切开术主要适用于经尿道扩张疗效不佳或失败者,无论是前尿道还是后尿道,先天性、创伤性、炎症性、尿道下裂成形术后以及前列腺切除术后等尿道狭窄均适合做尿道内激光切开术,其中对单一的、狭窄段小于1cm的尿道狭窄手术效果最好。另外,尿道内激光切开术也可作为经尿道手术的术前准备。如在尿道口径不够大或者轻度狭窄时需要行经尿道的前列腺切除术、膀胱肿瘤切除术,可先行尿道内激光切开术,使尿道有足够大的口径,允许电切镜通过尿道。

二、禁忌证

尿道狭窄合并尿道感染、尿道周围脓肿或尿道瘘是尿道内激光切开术的绝对禁忌证。因为当尿道黏膜被切开时,细菌能从切口进入血液循环导致菌血症,甚至发生内毒素性休克。常见致病菌是革兰氏阴性杆菌,如大肠埃希菌和变形杆菌。因此,在感染未被控制时不宜做此手术。

尿道闭锁、多处狭窄或伴有假道者是相对禁忌证。因为上述病变往往会导致行尿道激光切开时无准确标志,或稍有出血及视野不清而不能手术。但在手术前能用超声对尿道进行检查,能较准确地了解尿道狭窄或闭锁段及假道的情况。然后在手术中采用超声引导下行尿道切开术,可使这些有相对禁忌证的患者也能顺利地接受手术。

三、激光类型、手术方法及技巧

用来治疗尿道狭窄的激光类型有 CO_2 激光、氩激光、绿激光、钕激光和准分子激光。治疗尿道狭窄理想的激光是能够完全汽化组织,而对周围组织不造成损伤,不被水吸收,且可通过光纤方便传送,目前常用的激光有钬激光、铥激光和1 470 激光等。

1. **钬激光**　钬激光的波长为2 140nm,恰位于水的吸收范围。激光的脉冲时间为0.25 毫秒,远远小于组织的热传导时间(1 毫秒),故对周围组织热损伤极小,组织穿透深度约0.4mm,其余热损伤深度可达0.5~1.0mm,组织的凝固与坏死局限于3~4mm。钬激光在水中有很高的吸收系数,因为组织主要由水组成,所以主要的能量集中在表层,使激光具有极好的切割能力和组织切除能力,在组织切割过程中对直径为1mm 的血管也可以进行止血,这就为需要高精度、高能量、瞬间切除的尿道狭窄手术提供了一种前途光明的新手段。钬激光光纤配合各种口径的内镜可以方便地到达泌尿系统任何部位,是内切开的理想工具。

手术方法和技巧:经内镜向尿道内插入钬激光光纤,功率为10~45W,直视下在狭窄处12 点、4 点、8 点位置做放射状切开,使尿道增宽,根据正常尿道宽度和走向修整并扩大通道[2]。钬激光治疗尿道狭窄的优点:具有良好的止血效果,手术视野清楚;具有良好的穿透性及方向性,对周围组织损伤甚微,可操作性较好,术后恢复快;切除创面新鲜,无焦痂,术后无瘢痕组织形成,复发率低。

2. **铥激光**　实验证明波长为1.94μm 的激光被组织中水分吸收的程度最大,激光的波长越接近这一峰值,其对组织的热损伤范围就越小,铥激光的波长(1.92μm)更接近于1.94μm,它的热损伤深度仅为0.1mm。而钬激光(波长为2.12μm)波长大于1.94μm,其热损伤深度为0.4mm,显示出铥激光应用于尿道狭窄治疗的良好前景。手术方法和技巧:经内镜操作孔道插入铥激光传导光纤,功率为15~40W,于后尿道狭窄处9 点、12 点、3 点以及瘢痕稠密的地方做放射状切开[3]。铥激光虽然有创伤小、操作安全、术后并发症少等优点,但由于目前国内仅有为数不多的几家医院开展,有关此类的文献报道不多,缺乏大宗病例报道,其有效性和远期疗效尚有待观察。

3. **1 470nm 激光**　1 470nm 激光蕴含高能量、飞速汽化效果及智能操作系统等领先科技,采用新型半导体激光系统,安全稳定。手术方法和技巧:1 470nm 激光一般在功率 60~80W 下,于狭窄环 10 点、12 点及 2 点位置切开狭窄环,镜鞘通过狭窄环后根据狭窄程度,将狭窄环整体扩大,使尿道黏膜恢复连续性[4]。1 470nm 激光治疗系统治疗尿道狭窄的优势主要体现在以下几个方面:应用 1 470nm 激光汽化或汽化加切除术,术中几乎无出血、术野清晰、凝固层薄、安全系数高;因为 1 470nm 激光功率大,手术治疗时间短,术中/术后并发症少,患者恢复快;适用人群范围广,尤其适合中老年人、高危患者及因特殊原因(如冠心病、脑梗死、房颤等)围手术期不能停用抗凝血药的患者。

四、并发症及处理

激光手术治疗尿道狭窄常见的并发症主要是出血、尿道穿孔、尿道热(菌血症)、尿失禁和排尿困难等[5]。

1. **出血**　常发生在过多切开正常的尿道组织时,出血较少时可加大冲洗速度并及时以激光快速止血;如出血量较多、视野不清时应放置导尿管中止手术。如术后出血,其一是由于术中过多切开正常的尿道组织,其二可能是由于阴茎勃起所致。因此术后预防阴茎勃起也较重要。发生出血时一般可选用较粗的导尿管充盈气囊稍做牵引,引流血液并防止血液流入膀胱,并且在适当的情况下可在阴茎段稍做加压包扎,以助于止血。

2. **尿道穿孔**　多见于术中对狭窄部位以及瘢痕组织行电切术时切割过深所致。尿道穿孔后轻者出现冲洗液外渗,导致阴茎、阴囊水肿;重者可造成尿道直肠瘘。对冲洗液外渗一般行耻骨上膀胱造瘘术,阴囊托起数天后水肿即消失;而对尿道直肠瘘则须做结肠造瘘。

3. **尿道热(菌血症)**　这是一种较严重的并发症,常见于术前尿道内存有细菌,尿道狭窄切开后,血管床敞开,细菌进入血液循环所致。患者可表现为寒战、高热。因此,在手术治疗的术前、中、后均应适当应用抗生素,尤其是在发生出血或冲洗液外渗时,更应注意加强抗生素的应用,以防发生菌血症。

4. **尿失禁**　主要与尿道外括约肌损伤有关,对尿道膜部狭窄行手术操作时,应注意保护尿道外括约肌,尽量避免激光切除过深、范围过大。

5. **术后排尿困难**　主要见于对狭窄段尿道的瘢痕切除不彻底,尿道内遗有瓣膜样瘢痕组织或狭窄环切开不彻底等,应择期再次手术。

到目前为止,随着 1 470nm 激光和铥激光在治疗尿道狭窄手术中的应用,并结合国内外有关该系列手术治疗效果和临床实际应用,一般认为[6]:1 470nm 激光和铥激光相对于传统钬激光手术来说,止血效果更好,切割狭窄组织以及周围瘢痕组织更加流畅、彻底。所以 1 470nm 激光和铥激光应用于尿道狭窄手术治疗中,术后并发症的发生情况有明显改善。

五、注意事项

1. **观察术后尿流情况变化**　相比于传统的冷切开手术,钬激光手术明显地减少了术后再发尿道狭窄的概率。但仍要密切关注患者术后尿流情况变化,并定期对患者进行尿道扩张操作,以避免术后再次尿路狭窄的发生。必要时可行尿路造影或内镜检查明确情况,一旦出现尿线变细,往往提示尿道狭窄已到一定程度,需要尽快行尿道扩张术。

2. **定期复查**　术后定期复查有助于了解患者的排尿是否通畅,有无尿失禁、性功能障碍、泌尿系统结石、感染等并发症的发生[7],以便及时处理,避免耽误病情和延误治疗。

3. **注意会阴部、下腹部及阴囊有无异常情况**　尿道狭窄术后可能会产生并发症,如尿频、尿急、尿痛及发热,伤口或周围组织出现漏尿、红肿甚至流脓,睾丸肿大、疼痛,腹股沟或阴囊出现包块,痔疮及脱肛等症状及体征。这些情况提示可能发生了尿路感染、尿瘘、附睾炎、腹股沟疝及痔疮等并发症[8]。如果有上述情况须及时就医。

4. **术后健康宣教**　日常生活中保持尿道口清洁,多饮水、多排尿,可以减少尿路感染和泌尿系统结石的发生,从而降低再次发生尿路梗阻的概率。

参 考 文 献

[1] 徐月敏.尿道修复重建外科学[M].北京:人民卫生出版社,2010:173-178.

[2] 肖峻,吴斌,陈凌武,等.经尿道钬激光治疗男性尿道狭窄[J].中华男科学杂志,2008,14(8):734-736.

[3] 李进,陈晓松,何新洲,等.2μm 铥激光尿道内切开治疗男性尿道狭窄及尿道闭锁(附23 例报告)[J].中国现代手术学杂志,2014,18(3):209-211.

[4] 肖川,王勇,易正金.1 470nm 激光治疗尿道狭窄的疗效分析[J].中国冶金工业医学杂志,2019,36(3):274-275.

[5] 廖明朗,李云飞,许杰,等.腹腔镜下保留后尿道前列腺剜除术治疗良性前列腺增生[J].湖北医药学院学报,2022,41(1):67-70.

[6] 赖良海,杨逸铭,陈光耀.1 470nm 半导体激光在前列腺增生手术中的应用[J].海南

医学, 2021, 32（16）: 2152-2155.

[7] 张丽, 何玮, 张宇聪, 等. 1 470nm 激光前列腺剜除术治疗良性前列腺增生症围手术期快速康复护理方法的探讨[J]. 现代泌尿生殖肿瘤杂志, 2018, 10（3）: 177-178, 181.

[8] 李忠健. 良性前列腺增生患者术后附睾炎发生的影响因素分析[J]. 当代医学, 2022, 28（1）: 136-138.

第八章

铒激光治疗尿失禁

第一节 尿失禁的临床表现及处理

一、尿失禁的临床表现

国际尿控协会（International Continence Society, ICS）将尿失禁定义为非自主性的漏尿[1]。根据病因,尿失禁主要分为压力性尿失禁、急迫性尿失禁、充溢性尿失禁及真性尿失禁。压力性尿失禁同时合并有急迫性尿失禁的称为混合性尿失禁。一项全国性流行病学调查显示,我国成年女性单纯性压力性尿失禁、急迫性尿失禁和混合性尿失禁发病率分别为 18.9%、2.6% 和 9.4%,约占成年女性尿失禁总体发病率的 61%、8% 和 31%[2]。

由于本章仅涉及与铒激光治疗相关的尿失禁治疗,仅在此介绍与本治疗相关的尿失禁的临床表现和治疗现状。

压力性尿失禁（stress incontinence）是最常见的一种尿失禁类型,主要见于中老年女性患者,其症状表现为在咳嗽、大笑或负重等导致腹压增高的情况下出现不受控制的尿液漏出。导致女性压力性尿失禁的主要危险因素包括妊娠、分娩、绝经、肥胖及盆腔手术等。部分女性压力性尿失禁患者可同时合并有盆腔脏器脱垂,如膀胱膨出,阴道、宫颈和子宫脱垂等。

当怀疑存在压力性尿失禁时,可进行压力诱发试验、棉签试验和膀胱颈抬举试验等进一步确诊。进行压力诱发试验时,可让患者取截石位,膀胱适度充盈,然后让患者咳嗽或做增加腹压的动作,同时观察是否有尿液从尿道不自主地流出,即可证实是否存在压力性尿失禁。棉签试验是测量患者膀胱颈和尿道活动度的一种简便方法,嘱患者取截石位,检查者将消毒棉签轻柔插入受试者尿道内并进入膀胱,将棉签退至膀胱颈水平并记录在静息状态下棉签相对于水平面的角度,然后让患者做腹部加压的动作,测量并记录棉签此时角度的变化,如果静息角度或者腹部加压后角度变化超过 30° 则定义为尿道过度活动。膀胱颈抬举试验是判断膀胱颈和尿道功能是否正常的一种辅助诊断方法,嘱患者取截石位,让患者膀胱适当充盈后做增加腹压的动作,同时检查者将示指和中指插入受试者阴道内并于膀胱颈两侧将尿道向上抬举,如果漏尿终止即为阳性,提示压力性尿失禁与膀胱颈、尿道过度活动相关,如果抬举试验阴性则提示压力性尿失禁可能与尿道内括约肌缺失或功能存在缺陷有关。

尿垫试验可用来评估患者是否存在压力性尿失禁及尿失禁的严重程度,尿垫试验的检测时间可为1~72小时不等。ICS推荐的1小时尿垫试验方法为:嘱受试者15分钟内饮水500ml,然后完成一系列规定运动,最后进行尿垫称重,将尿垫重量增加1.4~10g、11~50g和>50g分别定义为轻度、中度和重度压力性尿失禁。如果需要更加精确地评估尿失禁严重程度,ICS推荐行24小时尿垫试验。

尿流动力学检查(urodynamics study, UDS)能够比较客观地测定膀胱、尿道的功能状态,但是压力性尿失禁患者的症状和尿流动力学检查结果并不总是一致的,因此ICS和欧洲泌尿外科学会(European Association of Urology, EAU)指南并不推荐对每个女性压力性尿失禁患者常规进行尿流动力学检查,除非尿流动力学检查的检查结果可能会改变某些侵入性治疗的选择。然而,尿流动力学检查对于屏气漏尿点压(valsalva leak point pressure, VLPP)的测定,对于女性压力性尿失禁的病因诊断仍有一定的临床意义。一般认为:$VLPP < 60cmH_2O$提示尿道内括约肌存在功能缺陷;$VLPP > 90cmH_2O$提示压力性尿失禁可能与尿道过度活动相关;VLPP介于$60~90cmH_2O$提示上述两种致病因素可能同时存在。

二、尿失禁的处理

目前对女性压力性尿失禁的治疗主要分为非手术治疗和手术治疗。

(一)非手术治疗

已完成的几项前瞻性多中心随机对照临床试验均证实肥胖和压力性尿失禁存在因果关系,通过控制体重可有效改善尿失禁症状[3]。

1. 药物改善尿失禁　治疗原理主要是通过增加尿道平滑肌的紧张性来达到提高尿道闭合压的目的,临床常用的药物有盐酸米多君。盐酸米多君是一种选择性的α_1肾上腺素受体激动药,可选择性地作用于尿道膀胱颈周围的平滑肌α_1受体,提高尿道平滑肌的收缩力,通过增加尿道闭合压来改善尿失禁症状。该药物的用法为2.5mg口服,每日2~3次。由于该药物同时对心血管系统α_2受体也有兴奋作用,可导致高血压等并发症,因此同时罹患有严重心血管系统疾病的患者禁忌使用该药物[4]。

2. 盆底肌训练(pelvic floor muscle training, PFMT)　对压力性尿失禁的

症状改善也有一定疗效。PFMT 是 20 世纪 40 年代妇科医生 Arnold Kegel 首次提倡并进行推广的（又称为凯格尔运动），是患者主动对肛提肌等盆底肌群进行不断重复的自主性收缩，通过增加盆底肌纤维肥厚性来加强控尿。另外，PFMT 可强化压力性尿失禁妇女对盆底肌群的控制意识，减少尿急感并抑制逼尿肌收缩以减少尿急导致的急迫性漏尿，因此其可广泛应用于压力性尿失禁、急迫性尿失禁和混合性尿失禁患者。PFMT 的治疗关键点是正确掌握盆底肌群的收缩方法；另外，训练的持久性也至关重要，即使尿失禁症状得以改善，仍需持之以恒。PFMT 虽然不能使得压力性尿失禁完全治愈，但大多数压力性尿失禁患者的症状可得到明显的缓解。

3. 盆底电刺激 是 20 世纪 50 年代初由 Huffman 等应用于压力性尿失禁治疗，一般用阴道或直肠探头进行电刺激，可刺激阴部神经和髂腹下神经传出支，使尿道平滑肌、横纹肌及盆底横纹肌群被动收缩，从而达到增加尿道闭合压的效果。盆底电刺激治疗可用于不能或者不会正确、有效地收缩盆底肌群的患者。

4. 生物反馈治疗 是通过给予患者即时的盆底肌训练效果反馈引导她们正确地进行盆底肌群收缩训练的一种技术手段。目前的生物反馈治疗仪是利用压力传感器测定阴道或直肠内压力数值并将压力信号反映在电脑屏幕上，使患者通过视觉来判断盆底肌群训练的效果，从而使患者不断纠正错误并持续改进如何控制盆底肌群，达到最佳的治疗效果。

5. 对于那些同时合并有压力性尿失禁和盆腔器官脱垂的患者，如果因为个体原因而不适合手术治疗，可以考虑使用子宫托。子宫托的原理是通过加强阴道前壁的支撑以减少膀胱颈和尿道的活动度，增加应力期的尿道闭合压，从而达到改善尿失禁的目的。阴道分泌物增多和异味是使用子宫托的常见并发症，由于目前对子宫托的适应证和管理没有形成相应的专家共识或指南，因此需要针对具体患者制订个体化的管理流程。

（二）手术治疗

女性压力性尿失禁的手术治疗主要分为膀胱尿道悬吊术、经阴道无张力尿道中段悬吊术、经尿道填充剂注射术以及人工尿道括约肌植入术等。来自英格兰的一项调查显示，经阴道无张力尿道中段悬吊术目前已取代传统的尿道悬吊术，成为当前主流的抗尿失禁手术。填充剂注射手术疗效尚存争议，而人工尿道括约肌植入术费用昂贵，目前没有大规模进行临床应用。各种术式简介如下：

1. 传统抗尿失禁手术主要以经耻骨后途径的 Burch 阴道悬吊术为代表。该手术通过抬高膀胱颈和近端尿道，以减少其活动性，当腹压增加时，尿道压向抬高的阴道，从而增加了尿道内压，达到控尿的目的。

2. 经阴道无张力尿道中段悬吊术的原理是通过在女性尿道中段下方放置一条带状支撑物,以加强尿道支撑力,使得患者在腹内压增高挤压中段尿道时保持控尿。根据手术材料、手术入路和穿刺方向的不同,目前该手术已演变成多种不同术式。根据吊带来源的不同可分为自体组织筋膜、同种异体组织筋膜和人工合成吊带。手术入路可分为经耻骨后和经闭孔途径;而前述两种穿刺途径又有不同穿刺方向。总体来说,因为该术式手术创伤较小,手术治愈率较高,患者术后恢复快,因而成为当前抗尿失禁的主流手术。涉及该手术的相关并发症有术中膀胱和肠道损伤、术后感染、盆底疼痛、下尿路症状、网片侵蚀、性功能障碍等。随着经阴道无张力尿道中段悬吊术的日益开展,相关手术并发症(尤其是人工合成吊带)也越来越受到业内人士的关注。尤其是在 2008 年,美国食品药品监督管理局(FDA)对相同材质的盆底网片手术发出一系列警告后,人工合成吊带手术也受到显著的影响。一项调查显示,在 2010 年以后英国人工合成吊带手术量呈现逐年下降的趋势,而更加微创或保守的治疗数量日益增加[5]。

3. 经尿道填充剂注射术治疗压力性尿失禁的原理是利用注射材料增加膀胱颈和近端尿道的贴合度,以提高尿道阻力,其主要适应证包括:尿道内括约肌功能低下或缺失;因个人体质无法接受常规抗尿失禁手术的患者;不希望进行网片植入手术的患者。其手术并发症主要有尿道狭窄、尿潴留和反复尿路感染等。尿道填充剂注射通常不作为一线治疗方案,但对于尿道内括约肌缺失或功能低下的病例可考虑首选。另外,由于目前对于人工合成吊带的顾虑,有越来越多的患者选择尿道填充剂注射作为首选治疗。

第二节 铒激光在尿失禁治疗中的应用

当前对女性压力性尿失禁的治疗方法包括各种保守治疗和手术治疗。保守治疗主要以基于盆底功能锻炼的各种治疗手段为主,而经阴道无张力尿道中段悬吊术仍然是目前治疗该病的主流手术方式。然而,在临床实践中仍然有大量患者因为盆底肌锻炼方法不当或者无法坚持长期锻炼而导致保守治疗效果不佳,另外由于某些患者的体质不能耐受、有再次生育的需求或对人工合成吊带有顾虑而放弃手术治疗,导致仍有相当一部分患者未能得到及时、有效的治疗。因此,急需一种更微创、更有效的治疗方法以满足临床需求。

铒激光又名掺铒钇铝石榴石激光,是波长为 2 940nm 的固体脉冲激光。由于铒激光的波长位于水能量吸收曲线的峰值,所以水对铒激光有强烈的吸收,激光对组织的穿透深度极为表浅(图 8-1)。有文献报道,水对铒激光

能量的吸收是 CO_2 激光的 10 倍,而铒激光照射富含水分的组织后其热穿透深度仅为 CO_2 激光的 1/10。目前临床上将铒激光应用于皮肤病和医疗美容领域,主要治疗各种真皮和表皮疾病,如祛斑、祛痣以及瘢痕平复等。随着铒激光技术的不断发展,通过调节激光的脉冲输出方式而研发的 Smooth 模式铒激光为临床应用又开创了全新的治疗领域。Smooth 模式铒激光由 6 个连续发射的非剥脱亚脉冲串组成,不同于其他剥脱类激光,Smooth 模式铒激光对皮肤、黏膜加热后,其热作用深度可控制在皮肤真皮层或黏膜固有层(100~600μm),且相应组织内温度可精确控制在 70℃ 以内。在此温度范围

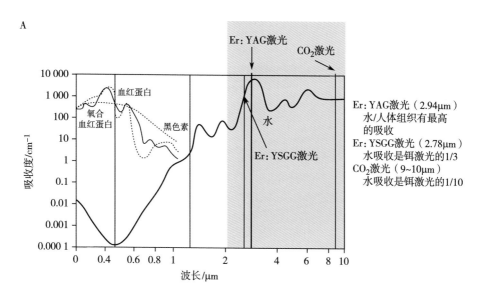

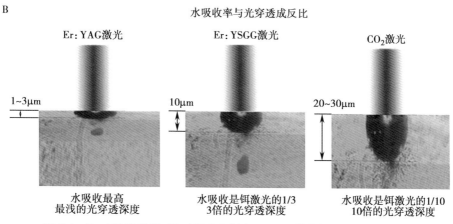

图 8-1　Er:YAG 激光、Er:YSGG 激光和 CO_2 激光的水吸收曲线(A)及其水吸收率与组织光穿透深度的关系(B)

内既不会造成处理区域内细胞的死亡,又可以促使相应区域内胶原蛋白和弹性蛋白的收缩并进一步刺激成纤维细胞的产生,从而达到皮肤、黏膜的紧致以及相关区域内正常组织结构再生的效果[6]。早期的 Smooth 模式铒激光主要应用于皮肤科(治疗皱纹、皮肤紧致)和妇产科(盆底脱垂、老年性阴道炎等)。有趣的是,人们发现对一些同时合并有压力性尿失禁的女性阴道脱垂患者进行经阴道激光照射治疗后,可同时治愈/改善尿失禁症状。其治疗原理可能是收紧阴道壁并加强阴道前壁对于尿道的支持作用,从而减缓膀胱颈及近端尿道的下移而改善尿失禁症状[7]。为了进一步改善治疗效果,目前已另外研发出经尿道治疗的专用光纤及相关配件用以针对治疗女性尿道内括约肌功能缺陷型压力性尿失禁,其机制可能是通过收紧尿道腔,增加尿道阻力,提高屏气漏尿点压来缓解尿失禁症状[8]。初步的临床研究显示该方法的治疗效果良好,副作用轻微且持续时间短暂,显示了良好的应用前景[9]。

一、适应证

1. 轻到中度女性压力性尿失禁。
2. 无法耐受手术治疗的女性压力性尿失禁患者。
3. 有生育需求的女性压力性尿失禁患者。
4. 对手术治疗有顾虑的女性压力性尿失禁患者。

二、禁忌证

(一)绝对禁忌证

1. 治疗区域存在组织学证实的恶性肿瘤。
2. 癫痫。
3. 妊娠。
4. 全身活动性感染。
5. 治疗区域既往有放疗史。

(二)相对禁忌证

1. 治疗区域既往存在有组织学证实的恶性肿瘤。
2. 存在以下泌尿系统异常,包括膀胱容量异常、残余尿量 >50ml、膀胱痉挛、膀胱输尿管反流、膀胱结石、膀胱肿瘤、尿道狭窄和膀胱颈挛缩。
3. 阴道或尿道存在出血、炎症或感染。
4. 合并发热。
5. 合并全身或局部自身免疫性疾病。
6. 合并神经系统疾病。

7. 既往有光过敏史。

三、手术方法及技巧

Smooth 模式铒激光设备主要分为主机以及光学适配器、手具等配件组成。不同于其他在泌尿外科领域应用的激光器,在操作 Smooth 模式铒激光时,根据不同治疗步骤不仅需要调节激光发射参数,还要更换相应的光学适配器和发射手具。因此,其操作过程相对复杂。

女性压力性尿失禁 Smooth 模式铒激光治疗的标准步骤可分为 4 部分:经尿道照射、阴道前壁照射、全阴道环形照射及对阴道前庭的加强治疗[10]。现分述如下:

术前嘱患者排空膀胱,治疗取截石位,在阴道外口附近涂敷医用局部麻醉剂(如利多卡因乳膏或奥布卡因凝胶等),待 15~20 分钟后常规消毒和铺巾,然后按照先无菌后有菌的顺序进行治疗。

(1)经尿道照射:插入 12F Foley 气囊导尿管,而后向导尿管气囊内注入 10ml 生理盐水并向外牵拉导尿管。在导尿管尿道外口处做一标记,然后抽出气囊内生理盐水,拔出尿管并估算尿道长度。在主机程序上选取 expert 模式并设定经尿道治疗的参数,然后将治疗手具 R09-2Gu 连接于主机。将治疗光纤插入并固定于消毒光纤外鞘,而后将光纤外鞘插入尿道至估算尿道长度开始治疗。治疗时,由膀胱颈开始每隔 0.5cm 进行激光照射一次并逐步向外移动光纤至尿道外口结束,如此重复治疗 2~4 次。

(2)阴道前壁照射:经阴道途径激光照射治疗前,须在阴道外口涂敷表面黏膜麻醉剂(如复方利多卡因乳膏)以减轻治疗过程中的不适感。由于水分可以强烈吸收铒激光的能量,所以必须保持治疗区域组织表面相对干燥,否则会大大降低治疗效果。一般在开始治疗前用无菌纱布擦拭掉多余的药物以确保最佳的治疗效果。将透光阴道扩张器(SClear 或 MClear)插入阴道并固定,使得激光扩张器外口处下方单一标记线保持垂直向下的位置。然后在主机程序上选取 IncontiLase 1 治疗模式,选择并组装 G 套装手具(PS03-GA)及成角激光发射适配器(PS03-GAc),旋转适配器旋钮设定光斑参数为 7mm。将适配器插入至激光扩张器底部,保持成角激光发射适配器上的反射镜片始终处于向上的方向。治疗时,首先将适配器表面的水平标记线对准激光扩张器外口上方 6 条标记线中的最左侧标记线。由内向外,每间隔 0.5cm 进行激光照射一次直至阴道外口。每次激光照射的脉冲数设定为 7 次(PS03-GAc)或 4 次(PS03-GA)。然后从左向右依次对准余下 5 条标记线进行相同操作,使 10 点到 2 点的阴道前壁全部为铒激光照射覆盖。

(3)全阴道环形照射:在主机程序上选取 IncontiLase 2 治疗模式,选择并组装手具 R11 及环形激光发射适配器 GC，在手具上设定光斑参数 7mm，将环形激光发射适配器 GC 推至激光扩张器最底部。治疗时，由内向外每隔 0.5cm 进行激光照射一次直至阴道外口。每个治疗位点推荐照射 7 个脉冲串，也可以根据需要在主机程序上进行脉冲数的调整以适应个性化治疗。全阴道环形照射建议重复两次治疗。

（4）阴道前庭的加强治疗：由于阴道远端 1/3 对于痛觉较为敏感，部分患者不能耐受常规设置的阴道前壁及全阴道环形照射，往往需要降低照射能量，因而导致治疗不能达到最佳效果。此步骤可认为是对前两部分的补充和加强治疗。在全阴道环形照射结束后，移除环形激光照射适配器和阴道扩张器，重新组装手具（PS03-GA 或 PS03-GAc）以及标准直输出发射激光适配器，选择主机程序 IncontiLase 3 治疗模式，设定治疗手具光斑至 7mm。治疗时将激光光斑依次照射阴道前庭及阴道外口的黏膜组织，每个治疗位点需要使用两个脉冲串，每两个光斑之间应该有大约 10% 的重叠，同时应尽量避免对尿道外口的照射。对阴道前庭及阴道外口的铒激光照射建议重复 3 次。

四、并发症及处理

Smooth 模式铒激光照射后的不良反应主要有治疗部位的疼痛、水肿、红斑、轻度出血、尿急及阴道分泌物增多等。这些症状一般为一过性发生且症状轻微，通常不需要特殊处理[11]。

五、注意事项

1. 虽然 Smooth 模式铒激光为非剥脱性激光，在治疗时一般不会造成黏膜组织的损伤，但是目前使用的 Smooth 模式铒激光器本身为一款多用途的激光治疗仪，通过切换不同的设定参数可产生各种类型剥脱性和非剥脱性激光模式。因此，操作者在进行治疗时，每次更改激光参数或模式时一定要反复核对参数设置，尽量避免出现因激光参数设定错误导致治疗区域的损伤。这一点在经尿道治疗时尤为重要，否则会导致尿道狭窄等严重并发症。

2. Smooth 模式铒激光治疗女性压力性尿失禁时，建议初始治疗每间隔 1 个月进行 1 次，连续 3 次，如此可达到最佳效果，具体个案可视情况额外增加 1 次治疗。初始治疗有效的患者，症状改善可持续 6~18 个月，以后会出现疗效的减退。应叮嘱患者当再次出现尿失禁症状加重时及时到医院进行维持治疗。一般维持治疗的时间为每 6~12 个月 1 次。

3. Smooth 模式铒激光治疗后的 1 个月内对于大量新生胶原纤维的产生以及随后的胶原重塑尤为重要，应叮嘱患者在这期间应该避免任何增加腹压的活动（如频繁咳嗽、负重等）。治疗后 1 周内建议避免性生活，以免影响治疗效果。

4. 建议记录排尿日记,以描述尿失禁症状的改善情况。

参 考 文 献

［1］BERNARD T H, DIRK D R, ROBERT M F, et al. An International Urogynecological Association（IUGA）/International Continence Society（ICS）joint report on the terminology for female pelvic floor dysfunction［J］. Neurourol Urodyn, 2010, 29（1）: 4-20.

［2］ZHU L, LANG J G, LIU C Y, et al. The epidemiological study of women with urinary incontinence and risk factors for stress urinary incontinence in China［J］. Menopause, 2009, 16（4）: 831-836.

［3］LESLEE L S, RENA W, DELIA S W, et al. Weight loss to treat urinary incontinence in overweight and obese women［J］. N Engl J Med, 2009, 360（5）: 481-490.

［4］ETHAN M B, VALERIE N R, GAELEN P A, et al. Pharmacologic and nonpharmacologic treatments for urinary incontinence in women: a systematic review and network meta-analysis of clinical outcomes［J］. Ann Intern Med, 2019, 170（7）: 465-479.

［5］MARTINO M Z, SAMBIT M, ILIAS G. Changing surgical trends for female stress urinary incontinence in England［J］. Int Urogynecol J, 2019, 30（2）: 203-209.

［6］MATJAZ L, ANZE Z, NEJC L, et al. Characteristics of non-ablative resurfacing of soft tissues by repetitive Er: YAG laser pulse irradiation［J］. Lasers Surg Med, 2021, 53（9）: 1266-1278.

［7］IKOLA F, IVAN F, ŠTEFICA F G, et al. Minimally invasive, non-ablative Er: YAG laser treatment of stress urinary incontinence in women-a pilot study［J］. Lasers Med Sci, 2016, 31（4）: 635-643.

［8］ADRIAN G, HUGO B. Non-ablative erbium YAG laser for the treatment of type Ⅲ stress urinary incontinence（intrinsic sphincter deficiency）［J］. Lasers Med Sci, 2017, 32（3）: 685-691.

［9］ANDRZEJ K, MARIANNE G, CLAUDIA W, et al. Erbium: YAG laser treatment of female stress urinary incontinence: midterm data［J］. Int Urogynecol J, 2020, 31（9）: 1859-1866.

［10］袁晓奕. 铒激光技术治疗压力性尿失禁［J］. 临床外科杂志, 2020（2）: 113-115.

［11］GAMBACCIANIA M, CERVIGNIB M, GASPAR A, et al. Safety of vaginal erbium laser: a review of 113 000 patients treated in the past 8 years［J］. Climacteric, 2020, 23（sup1）: 28-32.

第九章

激光治疗泌尿生殖系统疾病

激光在泌尿生殖系统疾病治疗中的应用较为广泛,在男性泌尿生殖道畸形、尿路及生殖道狭窄、生殖系统肿瘤及男性绝育等领域均有大量报道。其中,部分应用作为该领域治疗的主要方式,部分则作为其他治疗方式的有效补充。本章将结合激光治疗所涵盖的疾病类型进行概述,并逐一介绍这一领域激光应用的适应证、禁忌证及其手术方法。

第一节 泌尿生殖系统疾病的临床表现及处理

一、包皮过长、包茎

1. **临床表现** 包皮过长(redundant prepuce)及包茎(phimosis)是男性常见的疾病。包皮过长指包皮覆盖尿道外口,但能上翻露出尿道外口及冠状沟。包皮过长有真性与假性之分,真性包皮过长是阴茎勃起后阴茎头仍无法完全外露,假性者则是在阴茎疲软时不能完全外露。包茎指的是包皮口狭窄无法上翻露出阴茎头的情况。包茎有先天性与后天性之分,先天性又称为生理性包茎,是男婴出生时包皮内板与阴茎头表面上皮的生理性粘连,出生后生理性包皮过长或包茎可逐渐自愈,根据对中国男孩的包皮情况调查,发现包茎率可从出生时的 99.7% 下降至青春期时的 6.81%,至 17岁后,包茎者不足 1%。后天性包茎继发于包皮和阴茎头炎症、外伤后包皮口挛缩,部分包皮失去弹性和扩张能力而无法向上退缩,此类包茎多无法自愈。

包皮过长和包茎的临床表现在各年龄段有所不同,在无继发感染、包皮嵌顿情况下可无症状。婴幼儿因包皮薄,当包皮内板分泌物聚集形成包皮垢表现为阴茎头部的白色小肿物,患儿家属误认为新生物而就诊。包皮口狭窄时可出现排尿困难,有时可表现为包皮呈囊状鼓起,随着尿流引出又消失的情况。包皮过长或包茎引发包皮阴茎头炎时,表现为包皮、阴茎头红肿和疼痛,排尿时明显,有时有小儿因疼痛而拒绝排尿的情况。成人包皮过长和包茎可出现性交痛,有时也可出现包皮系带撕裂而就诊的情况。也有包皮过长或包茎患者因包皮嵌顿而就诊的情形,主因是包皮口的狭窄环在外力作用下套至阴茎体部,而导致包皮阴茎头血流回流障碍,表现为包皮水肿及阴茎头颜色变化,严重时可引起阴茎头干性坏疽。

2. 治疗

（1）非手术治疗：主要目的是尽早扩张包皮口,显露阴茎头,有利于保持阴茎的卫生和预防并发症。主要适用于 3~6 岁包皮与阴茎头粘连、包茎但无阴茎头炎的患儿。其主要方法包括手法上翻包皮法,血管钳扩张包皮口法,局部类固醇软膏涂抹法（0.05% 倍他米松涂抹包皮远端,每日 3~4 次,疗程4~6 周）及气囊扩张法。

禁忌证：包括合并急性包皮炎及隐匿阴茎的患儿。

（2）手术治疗：根据我国实际情况建议最佳手术时机为 7 岁以后,手术方式多样,包括传统包皮环切术、改良包皮环切术、包皮环切器环切术及包皮吻合器包皮环切术等,CO_2 激光在这些手术中具有良好的疗效[1]。

二、阴茎血管瘤

阴茎血管瘤（penile angioma）属于静脉血管畸形,是血管性组织结构异常聚集所致,呈暗黑色的团块样结构,质软,触之无疼痛感,有恶变的可能,需要及时治疗。

1. **临床表现**　阴茎血管瘤以海绵状血管瘤多见。累及部位以阴茎头为主,也可累及尿道海绵体、尿道黏膜等其他部位。阴茎头海绵状血管瘤位置表浅,检查时可见阴茎头处有大小不等的暗红色或青紫色肿块,如血管瘤面积较大侵及大部分阴茎头,可致阴茎头变形。阴茎海绵状血管瘤可单发也可多发,压之呈褐色,松开后可迅速充盈。累及尿道黏膜者可导致排尿困难、出血等。患者一般无明显症状,多于体检时发现,病变生长速度较慢,不易恶变。当血管瘤累及阴茎血管时,可引起部分血管和淋巴回流障碍,并发感染,阴茎增大,阴茎头部因血液循环不良可发生溃疡且经久不愈。血管瘤还可出现钙化结节,引发性交疼痛或破裂出血,还有引发勃起功能障碍及包皮嵌顿的报道。

2. **治疗**　对阴茎海绵状血管瘤的治疗宜于疾病早期治疗,方式包括 Nd:YAG 激光、CO_2 激光治疗[2-3],尿素或平阳霉素瘤内注射等。文献中也有采用钬激光治疗阴茎血管瘤的个案报道,疗效肯定。对尿道中的血管瘤也可以采用激光进行治疗。对体积较大者可选择手术切除或介入栓塞治疗。

三、阴茎癌

原发性阴茎癌（penile cancer）是一种较为少见的恶性肿瘤，绝大多数为鳞状细胞癌，其发病率在各国差异较大，其中美国约为 0.6/10 万，这与国家癌症中心公布的我国最新发病率 0.61/10 万近似。阴茎癌病因仍不明确，一般认为与包茎、人乳头瘤病毒（human papilloma virus，HPV）感染、吸烟及其他因素有关。包茎患者罹患阴茎癌风险显著高于正常男性，而常规实施新生儿包皮环切术的地区发病率较低，如以色列的犹太人发病率为 0.3/10 万。

1. **临床表现** 阴茎癌多从阴茎头、冠状沟和包皮内板发生。可依据肿瘤形态分为原位癌、乳头状癌和浸润癌 3 种。原位癌常位于阴茎头和冠状沟，病变呈边界清楚的红色斑块状凸起，生长缓慢或数年不变，可有脱屑、糜烂。乳头状癌好发于包皮内板、冠状沟和阴茎头，呈乳头状或菜花状凸起，伴有脓性分泌物和恶臭，质脆易出血。浸润癌以冠状沟多见，呈湿疹样，有硬块状基底，中央有溃疡，伴脓性或血性渗出。由于阴茎筋膜和白膜坚韧，早期阴茎癌很少侵及尿道海绵体。阴茎癌转移途径以淋巴转移为主，并具有逐级转移的特点，即沿腹股沟浅淋巴结、腹股沟深淋巴结、盆/腹腔淋巴结逐步转移，区域淋巴结情况及其手术时机是影响阴茎癌患者生存最重要的预后因素[4]。

2. **治疗** 对阴茎癌的治疗包括原发病灶治疗、淋巴结清扫、远处转移灶治疗及辅助化疗 4 个主要环节。对于原发病灶的治疗，包括保留阴茎器官的治疗及阴茎全切加尿道会阴造口。治疗方法应根据肿瘤的大小、组织学分期、分级及患者自身情况来决定。其中，保留阴茎器官的治疗方法包括病变局部治疗及阴茎部分切除。手术原则是在切缘阴性的前提下尽可能保留更长的阴茎[5]。

对 Tis、T_a、T_1 $G_{1\sim2}$ 期肿瘤，可选择保留阴茎的手术。病变局部治疗包括包皮环切术、局部病变切除、激光治疗、阴茎头切除、莫氏显微外科手术、放疗等。对于 Tis、T_a 期肿瘤，可局部使用咪喹莫特或 5- 氟尿嘧啶乳膏，结合包皮环切术、局部病变切除术、阴茎头切除及激光治疗。

四、尿道狭窄

尿道狭窄（urethral stricture）是指尿道任何部位的机械性管腔异常狭小，使尿道内阻力增加而产生的排尿障碍性疾病，多见于男性。激光对尿道狭窄的治疗参见第七章"激光在尿道狭窄治疗中的应用"。

五、尿道息肉

1. **临床表现** 尿道息肉是男性尿道罕见疾病,患者通常间歇性出现排尿异常症状,如血尿、尿痛和排尿困难等。与尿道瓣膜不同,尿道息肉不会对尿道产生严重的损害。尿道息肉通常发生于前列腺段尿道靠近膀胱颈处,蒂较长可移动。尿道息肉通常在膀胱尿路造影检查中被发现,通过膀胱镜检查可以确诊。尿道息肉是良性病变,但可能被误诊为前列腺横纹肌肉瘤。尿道息肉通常为单发,而横纹肌肉瘤则多为多发,其侵犯范围超过膀胱或前列腺。

2. **治疗** 尿道息肉可以经尿道切除而治愈。切除的能量平台可以是单极电切、等离子,也可以采用激光能量,如钬激光或 Nd∶YAG 激光切除[6]。

六、尖锐湿疣

尖锐湿疣(condyloma acuminatum)是由人乳头瘤病毒(HPV)感染引起的以皮肤黏膜疣状增生性病变为主的性传播疾病。引发尖锐湿疣的 HPV 多为 HPV-6 和 HPV-11。尖锐湿疣多发于生殖器、肛周或肛周部位的皮肤黏膜上,也可累及腹股沟或会阴等区域[7]。我国男性发病率为(25.91~28.97)/10万,主要通过性行为传播,也可发生垂直传播及间接接触传播,但男性生殖系统的尖锐湿疣仍以性传播为主。

1. **临床表现** 尖锐湿疣初期皮损表现为局部细小丘疹,针头至粟粒大小,逐渐增大、增多,向周围扩散、蔓延,逐渐发展为乳头状、鸡冠状、菜花状或团块状赘生物。其颜色可为粉红至深红、灰白、出现色素沉着则可表现为棕褐色。典型的尖锐湿疣皮损呈柔软、粉红色、菜花状或乳头状,大小不等,表面呈花椰菜样凹凸不平。少数患者因免疫功能低下,可表现为巨大尖锐湿疣。一般患者无自觉症状,少数可有瘙痒、异物感、压迫感或灼痛感。如出现破溃、糜烂则有特殊气味。男性好发于包皮、阴茎头、冠状沟、系带、尿道口、肛周和阴囊等部位,部分患者可出现尿道内尖锐湿疣。另外,部分患者表现为丘疹状疣及扁平状疣状皮损,表现为高于皮面的类圆形丘疹。

诊断依据主要有接触史,潜伏期个体差异很大,平均为 3 个月。辅助检查包括醋酸白试验、皮肤镜、肛门直肠镜、尿道镜等。实验室检查包括病理学检查、核酸扩增试验等。

2. **治疗** 治疗以尽早去除疣体为主要目的,尽可能消除疣体周围亚临床感染以减少复发。目前尚无针对性的 HPV 抗病毒药物,采用外科或物理方法可以去除肉眼可见的疣体,但均存在复发的可能。可根据疣体大小、数目、部位、形态、患者意愿、经济条件、依从性等考虑个体化治疗。男性生殖器部位中等以下大小的疣体（单个直径 <5mm；团块 <10mm，疣体数量 <15 个），可采用外用药物治疗，治疗局部可出现皮肤瘙痒、烧灼感、糜烂及疼痛等症状。外用药物包括 0.5% 鬼臼毒素酊、5% 咪喹莫特乳膏、茶多酚软膏、80%~90% 三氯醋酸溶液、5- 氟尿嘧啶及中药（复方含鸦胆子、苦参、金银花、大青叶、白花蛇舌草、露蜂房、蛇床子；单方斑蝥素）等，也可采用干扰素皮损内注射。物理治疗包括冷冻治疗、电外科治疗、微波、光动力及激光治疗等[8]。

七、射精管梗阻

射精管梗阻（ejaculatory duct obstruction，EDO）是一种相对罕见的男性因素导致不育的原因，经适当治疗后可通过手术矫正。1% 的不育男性出现完全性 EDO。

1. **临床表现** 主要表现为射精缺失或射精量低，并伴有可触及输精管的无精子症。EDO 可伴发各种症状，包括排尿困难、血精、射精期间或射精后疼痛、会阴或睾丸疼痛或不适等。EDO 可能是先天性或后天性的。EDO 按病因可分为先天性及继发性两类。先天性者多有射精管先天性闭锁和狭窄、前列腺小囊囊肿、米勒管囊肿及午菲管囊肿；继发性者可有精道内结石或钙化、感染或炎症后瘢痕、恶性肿瘤及尿道创伤。EDO 诊断的标准方法是精囊造影。可采用经直肠超声引导下穿刺扩张的精囊，并注射染色液填充，如果导管完全阻塞，则在膀胱镜检查期间无法看到染料流出。随着非侵入性诊断方法的进步，如高分辨率经直肠超声检查（TRUS）和磁共振成像，可以准确评估精囊扩张情况，从而帮助 EDO 的诊断。EDO 患者的实验室检查中精液具有"四低"特征：精液量少于 2ml；少精子症，双侧完全性梗阻者为无精子症；精液 pH 降低；精浆果糖水平降低，甚至为 0。EDO 应与睾丸功能低下、射精功能障碍、先天性输精管或精囊缺如及精囊肿瘤相鉴别。

2. **治疗** 经尿道射精管切开术（transurethral resection of the ejaculatory duct，TUREJD）是治疗远端精道梗阻的首选方法[9]，大约有一半接受 EDO 手术的男性显示其精液参数有所改善，而一半的男性则表现为精液质量有所改善。

八、其他疾病

1. 外生殖器溃疡

（1）临床表现：常见于梅毒及生殖器疱疹，两者偶可合并感染，白塞综合征和软下疳较少见。龟头、阴茎及阴囊皮肤可见散发的、大小不等的糜烂或溃疡，基底潮红，表面附有伪膜、脓性分泌物或血痂并伴有不同程度的疼痛不适。

（2）治疗：查找病因，治疗原发病，对症处理。针对不同病原体外用药物可选用硝酸咪康唑霜（真菌感染）、阿昔洛韦霜（病毒感染）、莫匹罗星软膏（革兰氏阳性球菌感染）及复方醋酸地塞米松（皮炎平，抗炎）等，也可联合系统药物治疗。

2. 阴囊佩吉特（Paget）病

（1）临床表现：为罕见阴囊皮肤恶性肿瘤。阴囊皮肤可能会伴发瘙痒或无症状。皮肤病变界限清楚，典型表现为红色斑块，常表现为湿疹样外观。

（2）治疗：手术治疗是首选，切除病变组织及周围 2cm 皮肤，深达筋膜。晚期不适合手术。激光治疗：对于早期病例可选择钬激光治疗。根据病变范围调整能量至 10~20W，范围距边缘 2cm，烧灼达真皮层。

3. 阴囊湿疹

（1）临床表现：主要表现为局部皮肤瘙痒剧烈，常因搔抓皮肤而呈现红肿、渗出。湿疹反复发作局部皮肤可表现为苔藓样变。

（2）治疗：口服抗组胺药，局部涂擦类固醇皮质激素软膏可缓解不适。

4. 阴囊血管角皮瘤

（1）临床表现：多见于中老年人阴囊部，初发为沿浅表静脉或阴囊皮纹线状排列的直径为 1~4mm 的圆顶状丘疹。早期呈红色，质软。晚期暗红色，质硬，疣状增生。一般无自觉症状，偶有瘙痒。

（2）治疗：无须特殊处理。

5. 附睾睾丸炎

（1）临床表现：起病急，患者多有全身不适、高烧及白细胞数上升等表现。患侧阴囊坠胀，疼痛较剧，触痛明显。

（2）治疗：抗感染，局部热敷，精索封闭缓解疼痛。

6. 绝育术

（1）临床表现：有节育需要的成年健康男性。

（2）一般处理：输精管结扎离断术。

第二节　激光在泌尿生殖系统疾病治疗中的应用

一、CO_2 激光治疗包皮过长、包茎

适应证：①包茎；②包茎合并包皮垢结石；③包皮过长伴阴茎头粘连；④反复发作的包皮阴茎头炎；⑤包皮炎性增厚、包皮皲裂、包皮有嵌顿倾向；

⑥包皮嵌顿复位后炎症水肿已消退；⑦包皮新生物需要切除者。

禁忌证：①包皮、阴茎头急性炎症；②隐匿性阴茎；③糖尿病未控制者；④出血性疾病患者；⑤尿道畸形（尿道上、下裂，巨尿道患者）。

所有患者均在局麻下行包皮环切术。对于局部麻醉，利多卡因和丁哌卡因以适合患者年龄的剂量一起施用，用以阴茎背侧神经阻滞。

方法一：采用止血钳夹持包皮的背侧和腹侧边缘，以无损伤的直血管钳紧靠阴茎头，将阴茎头挤向近端。采用 CO_2 激光器，功率为 5W 的连续模式下，切割直血管钳远端的包皮组织，当多余的包皮被切除后，释放直血管钳。可见包皮内板与外板被激光焊接在一起。进一步采用激光修剪多余的皮肤。采用可吸收单丝缝线缝合内、外板边缘，也可采用氰基丙烯酸酯（cyanoacrylate）胶水直接黏合伤口，最后在伤口表面涂上抗菌软膏。

方法二：采用 Sleeve 双切口袖套式切除技术。采用多脉冲连续 CO_2 激光，连续波功率设置为 5W。采用 CO_2 激光散焦模式进行切割和控制出血，对包皮行袖套式环状切除，深度控制在浅筋膜以上。在去除多余包皮后，两组的皮肤和包皮组织的切割边缘均采用 4/0 可吸收缝线进行间断缝合。

二、Nd：YAG 激光、CO_2 激光及钬激光治疗阴茎血管瘤

适应证：早期阴茎血管瘤患者。

禁忌证：面积较大的血管瘤患者，或有出血倾向的患者。

手术方法：

1. Nd：YAG 激光、CO_2 激光　对术区进行消毒，根据患者的情况采用局麻或全麻，调节激光功率，激光头对准血管瘤部位，对病灶部位进行灼烧，随后使用碘伏进行消毒。隔天换药，术后口服抗生素 3 天。

2. 钬激光　手术在全麻下完成，平均功率 100W（2J，50Hz），采用类似前列腺剜除的方法，切除肿瘤。

三、阴茎癌的激光治疗

适应证：激光治疗主要适用于 T_{1a} 以下的低级别阴茎肿瘤。

禁忌证：晚期高级别阴茎癌，有出血倾向的患者。

常用的激光包括 CO_2 激光、Nd：YAG 激光、氩和磷酸钛氧钾激光。为确保手术切缘阴性，可考虑行海绵体和尿道残端术中冰冻切片检查。

CO_2 激光具有直接聚焦光束，可提供类似手术刀的精准切割，由于其组织穿透深度为 2~2.5mm，不影响切缘的组织学分析。

Nd：YAG 激光是一种深度凝固激光，具有 4~6mm 的深度组织穿透，可

用于治疗更具侵袭性的病变。然而,肿瘤基底的组织凝固可能会妨碍准确的组织学分析,从而可能导致肿瘤分期不足的风险。无论采用哪种治疗方式,患者通常都能良好耐受,愈合时间通常为 6 周,并能产生良好的功能和美容效果。激光治疗的局部复发率高达 58%,但不影响肿瘤预后和总生存率。对于这种治疗方式,在术后需要进行密切监测和长期随访。此外,有文献报道发现,尽管激光治疗 pT_{1b} 和 pT_2 阴茎癌患者的淋巴结复发率分别高达 18% 和 22%,但 pT_2 期患者的局部无复发生存率或总生存率没有差异。因此建议在 pT_{1b} 或更高疾病患者中考虑激光消融结合诊断性淋巴结分期。

手术方法:对暴露位置进行消毒,局部麻醉,根据患者的情况,调节 CO_2 激光功率,激光头对准肿瘤部位,对肿瘤部位进行灼烧,将瘤体及其周围 2mm 以内的组织完全清除,随后使用碘伏进行消毒。隔天换药,术后口服抗生素 3 天。

四、钬激光或 Nd:YAG 激光切除尿道息肉

适应证:单发或基底面积较小的尿道息肉。

禁忌证:广基或多发性尿道息肉,有出血倾向的患者。

手术方法:麻醉成功后,患者取截石位,采用配备激光手件的电切镜系统,采用钬激光,功率 1.0~1.2W,频率 10~15Hz,彻底切除息肉及其基底组织。

五、外生殖器尖锐湿疣的激光治疗

激光治疗对外生殖器尖锐湿疣疗效较好,是目前中华医学会皮肤性病学分会和中国医师协会皮肤科医师分会指南强烈推荐的治疗方式。其工作原理是使用集中的红外线或近红外光束加热和灼烧目标区域,可以实现小体积、高功率密度的效果,最常使用的激光包括 CO_2 激光及 Nd:YAG 激光。激光适用于不同大小及部位疣体的治疗,可有效清除疣体,12 周及 12 个月的复发率分别为 17%~19% 和 66%。

手术方法有两类:①可用 CO_2 或 Nd:YAG 激光对其表面直接由汽化到碳化去除,主要应用于疣体较小或丘疹状疣;②可用止血钳夹住其基底,在钳上用激光切除,然后对疣床进行凝固止血及汽化。

激光治疗的优点:可凝固疣中小血管,出血少,易控制作用深度,可做到精细去除,不损伤皮下及深层组织,但对操作者技术要求较高。

具体方法:对暴露位置进行消毒,局麻,根据患者的情况,调节 CO_2 激光功率至 5~15W,激光头对准皮损部位,对皮损部位进行灼烧,将疣体及其周围

2mm 以内的组织完全清除，随后使用碘伏进行消毒。隔天换药，术后口服抗生素 3 天。

28% 的患者术后会形成不同程度的瘢痕。激光治疗的其他并发症包括疼痛、色素沉着或色素减退。部分患者还可能出现慢性疼痛。使用激光（特别是 CO_2 激光）治疗过程中产生的烟雾中含有传染性 HPV 微粒，建议佩戴医用外科口罩并配备烟雾净化系统进行治疗。

激光治疗可与其他方法联用，以取得更好的疗效。例如可与外用干扰素凝胶、脾多肽、更昔洛韦联合，可以获得更好的治疗效果。5- 氨基酮戊酸光动力疗法（5-aminolevulinic acid photodynamic therapy，ALA-PDT）也可以与 CO_2 激光联用治疗尖锐湿疣，基本方法是采用 CO_2 激光去除疣体，然后每 14 天一次，共 3 次行 ALA-PDT 治疗，光能量密度为 80J/cm^2，时间 20 分钟。这种方法的主要原理是 CO_2 激光治疗虽可以迅速消除可见疣体，但 CO_2 激光治疗对于不可见的病灶清除能力有限，且清除的疣体组织容易喷溅于周围正常组织，使周围正常组织感染 HPV 的概率明显增加，从而使 CO_2 激光治疗后患者的复发率较高。而且如果激光治疗部位的深度没有得到很好的控制，也会导致溃疡。愈合后的瘢痕可以为病毒的生长提供庇护并导致复发。而光动力疗法是以氧、光敏剂和光为基础的诊治手段，是一种有前景的局部治疗技术。其作用的具体机制是 5- 氨基酮戊酸（ALA）可以有效进入尖锐湿疣的疣体及亚临床损害和临床前 HPV 感染的组织中，外源性 ALA 能够被疣体周围受 HPV 感染的组织选择性吸收，经特定波长红光照射后发生光敏反应，产生活性氧而杀死受感染的细胞，而对周围正常组织则损伤轻微。ALA-PDT 治疗尖锐湿疣可以同时治疗较小的病灶并逆转尖锐湿疣前期的亚临床状态，并引发疣体中 HPV 感染的角质形成细胞的凋亡和坏死。但 ALA-PDT 的渗透可能不够，并且通常对厚疣的效果较差，因此与激光治疗联合后，可以有效结合二者的优点，使患者获得更好的临床效果。

六、射精管梗阻的激光治疗

适应证：经尿道射精管切开术（TUREJD）实施过程中可采用激光技术。文献报道的主要有钬激光及铥激光：

1. 钬激光切开方法 麻醉成功后，患者取截石位。经直肠超声引导穿刺精囊并注入 10ml 稀释靛胭脂溶液。使用带激光桥的 24F 电切镜和带 550μm 激光光纤的钬激光器，对中线前列腺小囊进行去顶术。在去顶过程中，能量设置为 2J，频率设置为 10Hz。当用钬激光切开前列腺小囊后，可见靛胭脂外渗到周围区域，此时前列腺小囊塌陷，电切镜可以在前列腺段尿道获得足够的空间时，采用电切镜进一步切开射精管开口，并采用输尿管镜进入精囊进行检查。较之传统的单纯电切镜切开技术,采用钬激光器的优点主要是使用小直径的激光光纤精确去顶,在由于前列腺小囊扩张而导致的狭小空间内,可以更为精准地操作,且避免不必要的凝固,从而最大限度地减少对相邻结构的损坏。

2. 应用低功率铥激光技术结合精囊镜检查治疗射精管梗阻导致的无精子症,采用全麻、截石位。26F 电切镜配合激光前列腺剜除专用手柄直视下进入尿道,观察精阜两侧的射精管开口位置,铥激光(功率 40W)光纤与尿道长轴成 30°~40° 角,在精阜中央及两侧 2mm 范围内切开射精管及囊肿,采用精囊镜直视下进入射精管和精囊,观察精囊,收集管液离心寻找精子。这种方法较传统的电切开术具有损伤小、切开精准、出血少、术后恢复快等优点。

七、其他疾病

1. **外生殖器溃疡激光治疗**　氦氖激光通过改善微循环,促进毛细血管新生和肉芽组织增生、上皮生长,从而促进溃疡愈合。方法为利用庆大霉素 3% 硼酸液清洗并湿敷创面 30 分钟,氦氖激光(6 328nm,10mV)垂直照射溃疡面,距离 10~30cm,20 分钟,1 次 /d,疗程 7~10 天。对溃疡面积较大者可采用分区、分次照射,结束后用呋喃西林油纱覆盖溃疡面[10]。

2. **阴囊佩吉特病激光治疗**　对于早期病例可选择钬激光治疗。根据病变范围调整能量至 10~20W,范围距边缘 2cm,烧灼达真皮层[11]。

3. **阴囊湿疹激光治疗**　氦氖激光改善局部微循环,促进组织新陈代谢。功率 10mW,光源距皮肤 1~3cm,每次 20 分钟,1 次 /d,疗程 7 天。CO_2 点阵激光联合外用药物治疗,功率维持在约 3.5W,持续 3.5~5.0 毫秒,治疗后,立即涂抹适量外用软膏于患处,保持患处干燥、清洁,避免沾水,2 次 /d,连续治疗 2 周[12]。

4. **阴囊血管角皮瘤激光治疗**　采用 CO_2 激光(30W)逐个碳化,皮疹变平、消失。术后涂擦莫匹罗星防止创面感染。

5. **附睾睾丸炎激光治疗**　氦氖激光具有光热和电磁效应,可促进微循环,促进水肿消退。调节光斑使其略大于疼痛、水肿区域,照射时间 20~30 分钟,2 次 /d,疗程 5 天。

6. **绝育术激光治疗**　个人经验表明利用钬激光、CO_2 激光汽化离断输精管可达到绝育目的。可通过氩离子激光(2W)对输精管腔进行多点内照射,使其管腔闭塞,达到绝育目的。也可通过 YAG 激光(40~45W)照射输精管达到绝育目的。

第三节　激光治疗泌尿生殖系统
疾病的并发症及注意事项

一、激光治疗泌尿生殖系统疾病并发症及处理

（一）激光治疗包皮过长、包茎的并发症及处理

1. **出血**　常见原因如术中包皮皮下血管止血不彻底、术后皮下血管退缩及手术创面焦痂脱落等。出血较多者可形成血肿。

处理：认真、仔细封闭血管，防止线结脱落；系带处可行 U 形缝合；术后用弹力绷带适当加压包扎 1~2 天，避免渗血；适当予以雌激素防止阴茎夜间勃起；告知患者手术结束后在医院稍候片刻，观察伤口无出血再离院，若发现切口出血或血肿形成，立即处理。

2. **感染**　常见原因如皮下继发性血肿，尿液浸湿切口敷料造成切口污染，机体免疫功能减退或低下（如糖尿病）等。

处理：术中严密止血，保持切口敷料干燥，增强机体免疫功能，预防性使用抗生素等。

3. **皮肤坏死**　原因包括术中激光热灼伤、敷料包扎过紧等[13]。

处理：伤口敷料包扎不能过紧，防止阴茎头皮肤缺血；术后密切观察包皮及阴茎头颜色和温度情况，对发现颜色或温度异常者立即松开敷料；改善阴茎头皮肤局部血供；预防性使用抗生素；清除伤口坏死组织，加强伤口护理。

4. **包皮口瘢痕形成**　包皮内板保留过多、切口瘢痕挛缩或术后结扎线滑脱，导致术后包皮口狭窄。

处理：需要再次手术切除狭窄环，行包皮成形缝合。

5. **包皮过短**　原因是术中切除过多包皮，可导致阴茎勃起受限、侧歪和 / 或疼痛，影响性生活（如性交困难或不能、射精障碍）。

处理：利用阴囊皮瓣法修复阴茎皮肤缺损，恢复阴茎生理功能；对于阴囊皮瓣无法利用者可考虑皮肤移植法，选择中厚皮片一期完成。包皮过短修复术后，可能出现感染、血肿、创面挛缩、缺血、坏死，还存在移植皮肤与阴茎皮肤有色差等问题。术后应避免一些剧烈的运动，也可酌情应用镇静药，防止阴茎勃起导致出血和疼痛，排尿时避免尿液浸湿敷料，适当应用抗菌药物预防感染。

6. **包皮象皮肿**　原因是包皮内外板保留过多，切口与白膜间发生纤维性粘连，引起远侧的包皮内板淋巴循环障碍，发生慢性炎症及象皮肿[14]。

处理：再次行包皮整形术。手术要点是靠近冠状沟环切包皮内板，去除皮下的象皮肿组织，沿白膜分离至正常的阴茎皮肤。于靠近象皮肿处环切阴茎皮肤，彻底切除象皮肿组织。然后连续缝合皮肤创缘，对阴茎稍加压包扎，防止发生阴茎皮下水肿。

（二）激光治疗男性生殖系统良性赘生物和良性肿瘤的并发症及处理

1. **疼痛**　疼痛一般比较轻微，如患者无法耐受可予以局麻以减轻疼痛。

2. **出血**　由于术中病变组织汽化不彻底、不均匀或汽化过度，切口创面焦痂脱落所致，术中应彻底汽化病变组织，同时防止过度损伤正常组织，术中对出血灶予以激光凝固，必要时可予以弹力绷带加压包扎止血。

3. **继发性细菌感染**　术前、术后严格消毒，术后预防性应用抗生素。

4. **瘢痕形成**　部分患者术后可留下瘢痕，可以局部尝试涂抹抑制瘢痕形成药物。

5. **色素沉着**　部分患者术后可出现暂时性色素沉着，外用氢醌霜，避光及口服大剂量维生素 C、维生素 E 等有助于色素消退。

6. **色素减退**　部分患者受治疗的皮肤会暂时失去色素或色素减少，变得比周围皮肤的颜色浅。这种现象会逐渐消失，皮肤颜色一般会在 2~4 周内恢复正常。

（三）激光治疗男性生殖系统恶性肿瘤的并发症及处理

并发症及处理同"激光治疗男性生殖系统良性赘生物和良性肿瘤的并发症及处理"内容基本一致。

（四）激光治疗男性生殖系统皮肤血管性疾病的并发症及处理

并发症及处理同"激光治疗男性生殖系统良性赘生物和良性肿瘤的并发症及处理"内容基本一致。

二、激光治疗泌尿生殖系统疾病注意事项

（一）激光治疗包皮过长、包茎的注意事项

1. 术前包皮内外板划线定位，确定切除包皮适当长度，避免包皮切除过多或过少[15]。

2. 术中掌握好光刀的移动速度，避免光刀移动过快或过慢。

3. 仔细止血。避免因不恰当的电凝止血导致皮肤或阴茎缺血坏死；避免切割过深而损伤尿道，发生尿道瘘或尿道狭窄。

4. 告知患者手术结束后在医院观察半小时左右，伤口无出血方可回家。若发现切口出血或血肿形成，立即请手术医师处理。

5. 术后适当予以雌激素防止或减轻阴茎夜间勃起、充血导致切口裂开。

6. 预防性使用抗生素。

7. 切口敷料包扎松紧适度,保持包皮局部伤口干燥、清洁。避免因包扎过紧引起皮肤或阴茎缺血坏死、排尿困难,甚至发生尿道外口狭窄。

8. 术后 2 个月禁止性生活,以防止切口裂开。

9. 若发生较大血肿形成、皮肤坏死、包皮过短、瘢痕形成、象皮肿,需要再次手术处理。

10. 对术者进行充分的操作技能培训是必不可少的[16]。应用可吸收线缝合包皮切口。术后切口应用组织胶可减少缝合材料引起的切口局部刺激反应[17]。

(二)激光治疗男性生殖系统良性赘生物和良性肿瘤的注意事项

1. 激光手术时应使用功能良好的排风、吸烟装置。

2. 术后须防止继发感染。

3. 少数可留下瘢痕。

4. 如病变面积较大不宜一次治疗,以免术后上皮再生困难而形成凹陷性瘢痕,少数可能发展为增生性瘢痕,可分次进行激光手术治疗。

5. 对传染性疾病患者,应同时检查和治疗其配偶或性伴侣,防止交叉感染[18]。

(三)激光治疗男性生殖系统恶性肿瘤的注意事项

1. 激光手术时应使用功能良好的排风、吸烟装置。

2. 部分患者术后可出现暂时性色素沉着,外用氢醌霜,避光及大剂量维生素 C、维生素 E 等有助于色素消退。

3. 术后须防止继发感染。

4. 少数可留下瘢痕。

5. 如皮损面积较大,宜选用其他方法,如光动力疗法、手术切除加植皮、局部放疗等。

6. 术后保持外阴部清洁、干燥。

7. 术后辅以外用药局部涂抹,如 5- 氟尿嘧啶、干扰素等。

8. 长期密切随访,预防复发或转移。

(四)激光治疗男性生殖系统皮肤血管性疾病的注意事项

1. 少数可有瘢痕形成和色素沉着。

2. 使用波长 585nm 的染料激光可出现一过性紫癜。

3. 对混合型血管瘤应注意周围的器官与组织结构,避免损伤大血管与神经组织。

4. 少数可留下瘢痕。

参　考　文　献

［1］ PIERO R，STEFANO M，LUCIO D. Technology meets tradition：CO_2 laser circumcision versus conventional surgical technique［J］. Res Rep Urol，2020，12（7）：255-260.

［2］ 朱菁，张慧国. Nd：YAG 激光治疗阴茎龟头血管瘤［J］. 激光医学，1994，4（4）：183-185.

［3］ MARIA A，SIMONE C，PAOLO G，et al. Cavernous hemangioma of the spongious body of the urethra：a case report［J］. Urologia，2012，79（3）：211-213.

［4］ 叶定伟. 阴茎癌诊断和治疗的规范与进展［J］. 上海医学，2017，40（7）：408-410.

［5］ ANDREW F，JAMES F. Penile sparing techniques for penile cancer［J］. Postgrad Med，2020，132（sup4）：42-51.

［6］ PEDRO C L，ARANCHA A M，JHONATAN E R，et al. Fibroepithelial polyp of the anterior urethra［J］. Arch Esp Urol，2020，73（3）：249-250.

［7］ 陆小年，徐金华. 尖锐湿疣治疗专家共识（2017）［J］. 临床皮肤科杂志，2018，47（2）：125-127.

［8］ 蔡琳，肖锋，侯冰，等. 光动力联合 CO_2 激光与单纯 CO_2 激光治疗尖锐湿疣的疗效观察［J］. 中国性科学，2020（5），29：145-147.

［9］ MANOHAR T，ARVIND G，MAHESH D. Transrectal ultrasound-and fluoroscopic-assisted transurethral incision of ejaculatory ducts：a problem-solving approach to nonmalignant hematospermia due to ejaculatory duct obstruction［J］. J Endourol，2008，22（7）：1531-1535.

［10］ 王华清，赵文鲁. 氦氖激光治疗皮肤溃疡的临床疗效［J］. 中国卫生标准管理，2018，9（12）：65-67.

［11］ LIU K X，HUANG V，CHEN C A，et al. Longitudinal multicenter retrospective cohort study of treatment outcomes in extramammary Paget's disease［J］. Brit J Dermatol，2021，185（1）：219-221.

［12］ 翟翊然，曹丽楠，郭冰心. 他克莫司联合超脉冲 CO_2 点阵激光治疗慢性湿疹的疗效观察［J］. 皮肤病与性病，2021，43（3）：382-383.

［13］ RONCHI P，MANNO S，DELL'ATTI L. Technology meets tradition：CO_2 laser circumcision versus conventional surgical technique［J］. Res Rep Urol，2020，7（12）：255-260.

［14］ 梅骅，陈凌武，高新. 泌尿外科手术学［M］. 3 版. 北京：人民卫生出版社，2008：530-533.

［15］ 宋翔，刘刚，林培森，等. 激光包皮环切手术 1 742 例的临床总结［J］. 中国皮肤性病学杂志，2005，19（10）：633.

［16］ ALSTER T S，KHOURY R R. Treatment of laser complications［J］. Facial Plast Surg，

2009, 25（5）: 316-323.

［17］MUNGNIRANDR A, WIRIYAKMOLPHAN S, RUANGTRAKOOL R, et al. Comparison of a CO_2（carbon dioxide）laser and tissue glue with conventional surgical techniques in circumcision［J］. J Lasers Med Sci, 2015, 6（1）: 28-37.

［18］中华医学会. 临床技术操作规范: 激光医学分册［M］. 北京: 人民军医出版社, 2010: 70-71.

第十章

激光治疗肾囊肿

第一节　肾囊肿的临床表现及处理

一、肾囊肿的临床表现

肾脏囊性疾病根据 Bosniak 分级分为 5 级，其中Ⅰ级和Ⅱ级肾囊肿考虑为单纯性肾囊肿，是最常见的肾脏囊性疾病[1]。本章主要涉及单纯性肾囊肿的诊治。

多数单纯性肾囊肿患者无明显临床症状，往往通过常规健康检查或是诊治其他疾病时偶然发现。其可能的临床表现为腰部不适、血尿、蛋白尿等[2]。其中血尿大多数症状较轻，表现为镜下血尿。囊肿合并感染时可出现全身感染症状及患侧腰部疼痛。

对该类患者通过泌尿系统超声可初步诊断。对于诊断可疑的，可能需进一步外科干预的患者推荐进行泌尿系统 CT 增强扫描检查明确诊断[2]。

单纯性肾囊肿临床进展缓慢，预后较好。对于体积较小的、无明显临床症状、对肾实质或集合系统无明显压迫者，建议保守治疗，定期监测。对于有明显症状或心理负担较重者，肾囊肿进行性增大导致肾实质受压迫或集合系统明显受压梗阻者，继发出血、感染，怀疑癌变者则建议积极行外科干预治疗[3-6]。

二、肾囊肿的处理

传统的肾囊肿治疗选择包括肾囊肿穿刺抽吸、硬化剂注射、输尿管软镜钬激光肾囊肿切开术、腹腔镜或开放手术下肾囊肿去顶减压术。腹腔镜下肾囊肿去顶减压术目前仍被认为是手术治疗较大外生性肾囊肿的"金标准"[1]，该手术可经腹腔或后腹腔途径完成。作为微创手术，其仍须在全麻下建立气腹进行手术，同时须对肾脏及周围组织进行较充分的游离。近年来随着经皮肾镜技术及输尿管软镜技术的进一步成熟、普及，越来越多的临床研究报道将其与激光结合治疗单纯性肾囊肿可取得满意效果。对于这些新兴手术方式,我们应该严格掌握其适应证,并根据医师所在医疗机构实际技术、设备条件酌情开展。对于良好筛选的病例,目前回顾性、小样本量的临床研究显示经皮肾镜及输尿管软镜技术结合激光治疗单纯性肾囊肿安全,较腹腔镜手术更加微创,近期效果确切[7-10]。

第二节 激光在肾囊肿治疗中的应用

一、适应证

目前对于单纯性肾囊肿的外科干预适应证尚无统一标准,以下情况可考虑手术治疗:囊肿体积较大者;有明显症状;患者心理负担较重积极要求手术;肾囊肿进行性增大导致肾实质明显受压;集合系统明显受压导致梗阻、积水,甚至继发肾结石者。

激光治疗肾囊肿是近年来发展起来的一种新的治疗方法,其适应证有:
①经皮肾囊肿去顶术:单纯背侧肾囊肿;②经皮肾囊肿切开内引流术:背侧肾囊肿合并肾结石,同期处理结石及行肾囊肿内引流术;③经尿道输尿管软镜肾(或肾盂旁)囊肿切开内引流术:邻近集合系统的肾(或肾盂旁)囊肿。

二、禁忌证

急性泌尿道感染或泌尿道感染控制欠佳者;凝血功能异常;复杂囊肿,如ⅡF及以上分级者;妊娠及女性月经期;严重内科合并症,手术麻醉风险较大或难以耐受手术者;预设计经皮肾穿刺通道不能避开邻近脏器者不适合行经皮肾囊肿去顶术;囊肿与集合系统距离较远者不适合行软镜下囊肿切开内引流术。

三、激光类型、手术方法及技巧

(一)激光类型

1. **钬激光** 逆行输尿管软镜下肾(或肾盂旁)囊肿切开内引流术适合使用200μm钬激光光纤(参数设置为0.8~1J/20~30Hz),并可同期行碎石治疗。

经皮肾囊肿去顶术及经皮肾囊肿内引流术,可使用500μm、550μm、600μm钬激光光纤(参数设置为2J/20~30Hz),并可同期行碎石治疗。

2. **铥激光** 经皮肾囊肿去顶术及经皮肾囊肿内引流术可采用铥激光

（功率40~50W），其切割及止血效果均非常理想；但其不适合用于同期行碎石治疗。

3. **980nm激光** 有文献报道应用980nm激光（红激光）进行经皮肾镜肾囊肿去顶术。980nm激光对水和血红蛋白具有双重作用，在切割、汽化的同时具有良好止血效果。切割采用功率为150~200W，凝血功能模式推荐功率60~80W，其特点是"点对点"地接触止血[11]。

4. **1 470nm激光** 文献报道使用1 470nm（30W）激光用于软镜下肾盂旁囊肿切开内引流术。1 470nm激光具有较好的止血效果及高效的组织汽化作用。有文献报道，相对于钬激光，其止血效果更好，尤其对于厚壁囊肿的治疗更具优势[12]。

（二）手术方法及技巧

1. **经皮肾囊肿去顶术** 患者取俯卧位；超声引导下经皮穿刺至囊肿内（图10-1），留置J形导丝；建立26~28F通道（图10-2）；将通道退至囊壁外，沿着囊壁与周围脂肪组织之间间隙充分游离（图10-3）；用异物钳钳夹、牵拉囊肿壁，保持一定张力（图10-4）；直视下用激光切除囊肿壁（图10-5）；最后于囊腔内留置引流管一根。术后1~3天根据引流情况酌情拔除引流管。

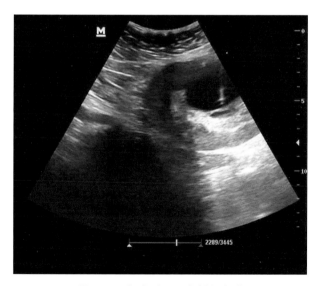

图 10-1 超声引导下穿刺肾囊肿

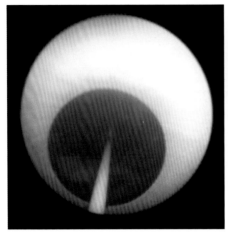

图 10-2　沿导丝扩张,将经
皮肾外鞘置于肾囊肿内

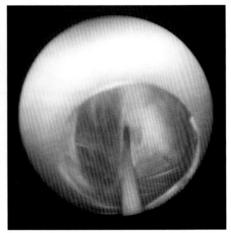

图 10-3　保持导丝于原位,将经
皮肾通道退至囊壁边缘处

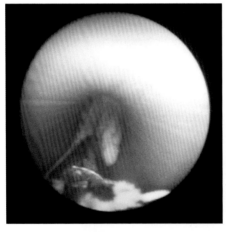

图 10-4　使用抓钳钳夹囊壁组织

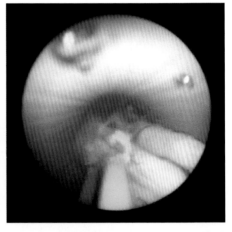

图 10-5　充分游离囊壁后,用钬激光切开囊壁

　　2. **经皮肾囊肿内引流术**　先于截石位逆行留置输尿管导管;再改俯卧位;经皮穿刺至囊肿内,留置导丝,建立 20~24F 通道;用激光切除部分囊壁至肾盂,形成内引流(必要时可经输尿管导管逆行推注稀释的亚甲蓝等引导切开部位)(图 10-6);若合并肾结石,可同期行钬激光碎石;双 J 管一端置于囊肿内,另一端经肾盂、输尿管插入膀胱;最后经囊腔放置肾造瘘管至肾盂。术后可适当延长肾造瘘管留置时间(2 周)。

　　3. **经尿道逆行输尿管软镜肾(或肾盂旁)囊肿切开内引流术**　可酌情选择截石位、斜仰卧位及俯卧分腿位进行手术操作。硬镜探查输尿管并留置导丝,置入 12/14F 输尿管软镜导引鞘;寻找并辨认囊肿最薄弱位置

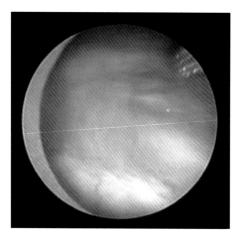

图 10-6　镜下寻找囊壁最薄处组织

（图 10-7）。若术中囊肿难以定位时,可通过超声探查集合系统、软镜头端及囊肿,明确三者相对位置关系,指导内镜下寻找囊肿。亦有文献报道可通过超声引导下穿刺囊肿,并向囊肿内注射亚甲蓝协助定位。笔者个人经验,某些情况下可先将穿刺针穿入囊肿内,再在超声引导下调整穿刺针方向将穿刺针通过囊肿与集合系统毗邻处穿入集合系统,起到协助定位囊肿作用。囊肿定位明确后,以激光经肾盂切开囊肿壁,可采取自中心向四周放射状切开方法形成内引流（图 10-8）;将双 J 管头侧端置入囊肿内;留置导尿管。术后 4~6 周拔除双 J 管。

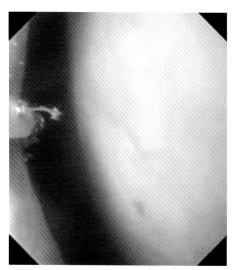

图 10-7　软镜下定位囊壁最薄处

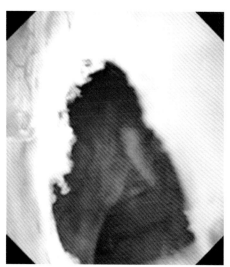

图 10-8　用钬激光（200μm）切开囊壁,连通肾盂与囊肿

四、并发症及处理

1. **发热／感染**　术前积极控制泌尿道感染,术中保持肾盂内低压操作,术后常规抗感染治疗。

2. **出血**　该类手术术后大出血情况少见,少量出血多可保守治愈。肾囊肿切开内引流时尽量选择较薄弱处切开;经皮肾囊肿去顶术中避免切除囊壁较厚处肾组织,并可使用激光进行止血。若术中大量出血致视野模糊,须及时中止手术,留置三腔尿管。术后密切监测出血情况,若术后仍有明显出血,按医疗原则必要时输血及介入栓塞对症治疗。

3. **邻近脏器损伤**　术前病例选择非常重要,拟行经皮肾囊肿去顶术者,应选择囊肿位于背侧,且拟穿刺路径上无重要腹腔脏器、肠管等遮挡者。

4. **尿外渗／尿瘘**　少量尿外渗无须特殊处理;有外渗者适当延长引流管或尿管留置时间。尿瘘发生可能性较小,须保持输尿管支架管引流通畅。

五、注意事项

1. 术前完善腹部平片(KUB)+静脉肾盂造影(IVU)、泌尿系统 CT 增强扫描检查或 MRI 检查明确肾囊肿诊断及分级,须与囊性肾癌、重复肾畸形等疾病相鉴别。

2. 严格的病例筛选,并非所有囊肿均适合行内镜下微创手术治疗;腹腔镜手术及肾囊肿穿刺仍是重要治疗选择,可根据患者个人意愿及具体病情选择。

3. 经皮肾囊肿去顶术,为方便术中操作,建议选择标准通道经皮肾外鞘(24F、26F、28F),较小的通道不便于术中操作。亦有报道同时建立两个较小经皮通道以便于进行肾囊肿去顶术。

4. 行经皮肾囊肿切开内引流术术中可通过逆行推注稀释的亚甲蓝或活力碘确定切开部位;若拟切开部位肾实质偏厚,可通过彩色多普勒超声检查引导尽量避开血流。

5. 经尿道输尿管软镜肾囊肿切开内引流术,建议常规准备超声,必要时超声引导下进行囊肿切开内引流术。进行该手术时,患者体位可选择截石位;亦可选择斜仰卧位或分腿俯卧位,便于术中超声监测,必要时行囊肿穿刺及注射稀释的亚甲蓝或活力碘等进行引导[13]。

6. 该类手术近期安全性、有效性较确切,远期效果有待进一步验证。

参 考 文 献

［1］ EISSA A，EL S A，MARTORANA E，et al. Non-conservative management of simple renal cysts in adults：a comprehensive review of literature［J］. Minerva Urol Nefrol，2018，70（2）：179-192.

［2］ MAO X，XU G，WU H，et al. Ureteroscopic management of asymptomatic and symptomatic simple parapelvic renal cysts［J］. BMC Urol，2015，15：48.

［3］ HU J，DIRIE NI，YANG J，et al. Percutaneous ureteroscopy laser unroofing—a minimally invasive approach for renal cyst treatment［J］. Sci Rep，2017，7（1）：14445.

［4］ YU W，ZHANG D，HE X，et al. Flexible ureteroscopic management of symptomatic renal cystic diseases［J］. J Surg Res，2015，196（1）：118-123.

［5］ CHEN H，LI Y，ZENG F，et al. Percutaneous nephrostomic decortication：a microinvasive surgery for posterior renal cyst［J］. Transl Androl Urol，2020，9（6）：2764-2770.

［6］ 袁慧星，周炳炎，刘夏铭，等. 超声引导下输尿管软镜钬激光切开内引流治疗肾盂旁囊肿疗效观察［J］. 微创泌尿外科杂志，2017，6（5）：292-294.

［7］ MANCINI V，CORMIO L，D'ALTILIA N，et al. Retrograde intrarenal surgery for symptomatic renal sinus cysts：long-term results and literature review［J］. Urol Int，2018，101（2）：150-155.

［8］ 胡碫，杨俊，夏丁，等. 经皮输尿管镜激光肾囊肿去顶术治疗肾囊肿的安全性和有效性［J］. 中华泌尿外科杂志，2017，38（1）：1-4.

［9］ 杨嗣星，吴旭，廖文彪，等. 输尿管软镜下钬激光内切开引流术治疗肾囊性疾病的安全性及疗效［J］. 中华泌尿外科杂志，2016，37（1）：17-20.

［10］ SHEN J，CHEN Y，WANG R. Efficacy and complication of flexible ureteroscopic holmium laser incision for simple renal cysts：a retrospective study［J］. J Endourol，2019，33（11）：881-886.

［11］ 熊晖，任祥斌，齐太国，等. 经皮肾镜通道红激光去顶减压术治疗肾囊肿的初步研究［J］. 泌尿外科杂志（电子版），2017，9（4）：15-18.

［12］ CHEN Y，WANG R，SHEN X，et al. Ultrasonography-assisted flexible ureteroscope for the treatment of parapelvic renal cysts：a comparison between the 1 470-nm diode laser and the holmium laser［J］. Exp Ther Med，2021，21（2）：172.

［13］ WANG Z，ZENG X，CHEN C，et al. Methylene blue injection via percutaneous renal cyst puncture used in flexible ureteroscope for treatment of parapelvic cysts：a modified method for easily locating cystic wall［J］. Urology，2019，125：243-247.